病気の原因は汚血にある

アトピー、乾癬、膠原病、がん、認知症……たまった毒を体外に出す方法

蔡 篤俊

GENTOSHA

はじめに

自らの病気がきっかけで医学の道に

医者は患者を治すことが第一です。それが医学の本質です。病院経営や高額の収入を得るのが目的ではないはずです。

私が千葉大学医学部に留学したのは、1977年。西洋医学を学び、日本の医師免許を取得する一方で、中国の伝統的な医療である鍼灸《しんきゅう》や漢方の研究を続けました。そして自分のクリニックを開設し、これまで全世界で50万人以上の患者を診ました。30年ほど前に、アレルギー疾患、アトピー性皮膚炎、尋常性乾癬《かんせん》など、慢性化しやすい病気を西洋医学の薬を使用せずに治す独自の治療方法を見つけました。さらにそれを発展させたのが、20年ほど前に完成させた鍼灸療法と吸引療法を組み合わせた「NAT鍼療法（New Acupuncture Therapy）」です。

ここ15年は、数多くのがん患者の治療もしています。ステージⅢ前のがんを手術はせずに改善させ、患者さんたちは今も元気に生活し、働いています。

がんは体力の闘いでもあります。ステージⅡやステージⅢの患者には、まだ体力があります。体力があるうちに、体に害を及ぼす毒素や異物を含んだ汚血（瘀《お》血《けつ》）を取り除くことで、がんを克服できます。ただし抗がん剤を使うと、体力を消耗してしまうので、回復するのに力が必要になり、なかなか元気になりません。また人によっては化学療法剤の副作用で、さらに生きる力を失っていきます。

がんの場合はがん細胞がどのくらいあるのか、がん因子がどのくらい広がっているのかといった条件により、回復の可能性が大きく異なります。早く見つけて、体力があるうちに適切な対処をすれば、よい結果につながります。

そもそも私が医師を目指したのは、自分自身、病気に悩まされたからでした。18歳で多発性関節炎を患い、関節の痛みに悩まされるようになりました。10年間にわたり東洋医学の医師にも西洋医学の医師にも診てもらいましたが、いっこうによくなりません。台湾だけでなく、日本でも診てもらいました。西洋医学の薬もいろいろ試しましたが、これといった効果がないどころか、痛みが増したり、かえって悪化してしまいました。ゆくゆくは人工関節を入れる手術をするしかなくなるだろう、と言われました。人工関節は入れたくない、なんとか治す方法はないだろうか。治す医者がいないなら、自分が治せる医者になろう。

そんな思いから、それまでの職をなげうち、日本で最先端の医学の勉強をする決心をしたのです。ちなみに当時私は、台湾警備総司令部（ＴＣＩＡ）に所属し、台湾政府から派遣されて日本の明治大学で法律を学んでいました。

千葉大学の医学部で学び、引き続き医師として勤務するなかで感じたのは、西洋医学の限界でした。とくに私が患っていたような慢性疾患に対しては、化学薬品はほとんど効果がないのです。検査によって病名をつけ、病名に合わせて投薬するというのが一般的な治療方法でしたが、これで患者の苦痛が解消されるかというと、そうではありません。対症療法ですから一時的に症状を抑え込むだけで、根本治療にはならないのです。私はそこに大きな疑問を感じました。

そこで在学中から、5000年以上の歴史がある中国医学の本を熟読し、研究を重ねました。そして自分の体で漢方生薬の効果を試したところ、3年ほどで7割方よくなりました。

しかし、どうしてもそれ以上はよくなりません。とうとう自分で医院を作り、薬を使わない物理療法を始めました。そうしたところ、鍼灸療法とマッサージ療法で、1年で8割ほどまで回復しました。

その後、独自の理論で開発したのが、「NAT鍼療法」です。これは、体に害を及ぼすさまざまな老廃物を含んだ毒血である「汚血」を、鍼と組み合わせてカッピングによって吸引する療法です。

カッピングは、中国医学などで「吸引療法」「吸角療法」として行われています。しかし、私が毒を出す方法として行っている療法は、それらとは異なるものです。

病気の患部やその周辺にたまっている汚血を吸い出す治療法で、「吸毒・換血療法」とも言い、鍼《はり》と併用させることによって高い効果を得られるようになっています。この方法を自分自身に半年行うと、95パーセントの効き目がありました。20年を超える臨床の結果、「NAT鍼療法」に生薬を調合した漢方薬を組み合わせることで、ほとんどの病気を治療でき、しかも病気の予防もできることがわかりました。がんも含めて、難病、慢性病、生活習慣病、皮膚病などのすべてに対応できるのです。しかも副作用もなく、点滴や化学的に精製された薬品の投与の必要もありません。

再び直面した西洋医学の問題

もちろん西洋医学にもいい点は多々あります。とくに骨折や事故などの緊急処置や外科手術が必要な症状には、おおいに役立つでしょう。しかし2013年に、私は改めて、現代の西洋医療の問題に気づく出来事に遭遇しました。

私は患者さんたちには、体を充分に休める「休養」を強く勧めています。ところが患者さんの多さから、まさに「医者の不養生」を地で行く事態となり、腹壁から腸が飛び出す鼠径《そけい》ヘルニアに悩まされるようになりました。しかし、患者さんを残して入院治療を受けるわけにはいきません。そこで日帰り手術を受けたところ、手術は1時間ほどですみました。

異変が現れたのは、手術後半年ほど経《た》ってからです。手術を受けた鼠径部周辺の皮膚が黒ずみ、水疱のような湿疹《しっしん》が出始めたのです。

調べてみると、腸が飛び出さないように置かれたプラスチック製品であるポリプロピレンのメッシュが、溶け出して全身に広がってしまったことがわかりました。そのうち両膝関節にプラスチックの成分がたまって痛みを発し、顎関節の可動域が狭くなり、咀嚼《そしゃく》にも苦労するほどでした。

1年が経過する頃には、全身に水疱が発生して、かゆみ、痛みも伴い、慢性気管支炎も発症しました。その症状は4年間続きました。プラスチックによる一種の中毒症状を起こしていたのです。

そこで鼠径部のポリプロピレンの摘出手術をしてもらいましたが、全身に広がってしまった「異物」を除去するのは容易ではありません。ただし私は体内の「異物」を取り除くスペシャリストでもあります。自ら開発した汚血吸引療法「NAT鍼療法」を続けたところ、半年ほどで皮膚の湿疹も改善し、関節痛もなくなりました。

ただ、まだ完全に回復はしていません。かゆみや痛みが多少残っているということは、体内にプラスチックが溶けて残っている証拠です。このように一度体内に入れたプラスチックは、なかなか排泄《はいせつ》できないのです。

私のように、病院で治療を受けるなかで体内に「異物」を入れられる例は、けっして稀《まれ》ではありません。というのも、西洋医学で使われている薬も化学的に合成された製品であり、「異物」だからです。また現代社会では、食品添加物などの化学物質を、日々口からも取り入れています。それらは私たちの体のなかに蓄積して、体を徐々にむしばみ、病気の元となっていきます。

長い経験に裏打ちされた中国医学

ここで私の治療法の基礎になった中国医学について簡単にご説明します。鍼灸の始まりは、約5000年前。黄河文明（紀元前4800年頃～紀元前2300年頃）の時代には、医学・薬学の体系が確立したと言われています。

長い歴史のなかで磨かれ、発展してきた中国医学には、漢方薬の調合技術、鍼灸の治療法、推拿《すいな》などのマッサージ、気功や太極拳によるリハビリ、武術など、すぐれた技術がたくさんあります。これらは今でも、全世界の人々に受け入れられています。

西洋でも古代より、植物をそのまま利用し、病気の治療に役立てるのが一般的でした。化学的に合成された薬剤を利用するいわゆる西洋医学の歴史は新しく、たかだか200年程度です。切る、縫う、止めるという外科処置から発展してきた外科手法と化学薬品を併用した西洋医学が人々に浸透した結果、体全体をみて病気を治す根本治療に目が向けられなくなり、新たな難病が出てきました。また、化学的に合成された薬品による副作用や、抗生剤の使い過ぎによる耐性菌の出現も、大きな問題となっています。

私が開発したＮＡＴ鍼療法は、中国医学を土台にはしていますが、さらに研究を深め、発展・強化させたものです。この治療により、万病の元となる「汚血」を効率的に体から排泄させることが可能です。

人はなぜ病気になるのか。どうしたら病気を防ぐことができるのか。そして、万が一病気になったら、どのようにして乗り越えたらいいのか。

より多くの方に健康な人生を楽しんでいただくために、この本でその仕組みを知っていただければ幸いです。

蔡　篤俊

病気の原因は汚血にある　目次

第2章 現代の西洋医学の落とし穴

第3章 がんは西洋医学では治らない

第4章 汚血をためないためにはどうすればいいか

第5章　なぜ東洋医学なのか

装幀　石川直美
装画　Proskurina Yuliya/Shutterstock.com
DTP　美創
協力　小西恵美子

第1章

汚血は万病の元

健康寿命を長くするには

いまや人間は、100年生きる時代になったと言われています。実際、日本には100歳を超えている人が7万人近くいます。

しかし、どのくらいの人が、死ぬまで健康的な暮らしができているでしょうか。いくら長寿になったとしても、寝たきりだったり、病魔と闘って生活を楽しむことができないのでは、幸せとは言い難いと思います。

80歳以降、どのような生活を送っているか、大きくわけると次の3パターンになります。

①細々とはいえ、まだ仕事や趣味などを続けているので、精神面では充実し、や

りたいこともある程度できる状態。足腰が痛かったり、健康面では悪くなったところもあるが、自分の意思で自由に動くことができる。
②なんらかのがんになり、入退院を繰り返し、手術、投薬、点滴をしている。
③仕事は完全に辞めている。脳梗塞など脳疾患の後遺症で、半身不随になるなど不自由な生活を送っている。車椅子で生活している。あるいは、とくに内臓疾患はないけれど、認知症などを患っている。

誰もが望んでいるのは、やりたい仕事や趣味を持っていて、自由に動き、ほぼ健康でいる状態でしょう。80歳を超えてもそのような生活を保つためには、なにより「病気にかからないこと」が大事です。

たとえば脳梗塞、心筋梗塞は、「急に起きた」と思う方が多いようですが、そんなことはありません。病は急に起きるのではなく、実は徐々にできていきます。その途中の段階で体の不調に気づけば、病気を未然に防ぐことができます。そのために大切なのは、自分の体の声を聞くこと、そして自然治癒力を高め、体をいい状態に戻すことです。

では、どうして人は病気にかかるのでしょう。病気を起こす要因を整理すると、次の7つの要因が考えられます。

①腐敗したたんぱく質、異常たんぱく質
②腐敗した脂肪
③細菌
④ウイルス
⑤化学薬品
⑥疲労
⑦ストレス

腐敗したたんぱく質と腐敗した脂肪は、主に食べ過ぎや、体によくない食材を口から取り込むことにより生じます。添加物が入っていない新鮮な食材を選び、食べ過ぎないように適量食べるのが重要ですが、排出機能が正常であれば、それほど体内にたまることはありません。

ただ、60歳を過ぎると細胞の老化が始まるため、排出機能が衰えてきますから、排出機能が衰えない生活習慣を身につけるとともに、たまってしまった老廃物は取り除くことが大事です。

細菌やウイルスは、手洗いやうがいを徹底すればある程度は防ぐことが可能です。また、体内に侵入しても、自己免疫機能が正常に働いていれば、自然治癒力によって駆逐できます。ただし自己免疫機能も、細胞の老化によってどうしても衰えてきます。いかに細胞の老化を遅らせるかが、60歳以降の人にとっては大きなテーマとなるでしょう。

疲労やストレスは、ライフスタイルや心の持ちようで解決できる場合もあります。生活を見直すとともに、悲観的にならず物事を明るく受け止めるクセをつけると、改善されていくはずです。

問題は⑤の化学薬品です。人間の体にとって、自然界には存在しない化学薬品は「異物」です。「異物」を体の外に排出するのは容易ではありません。そのため、体内に蓄積されやすいのです。ですから、なるべく摂取しないように心がけたいものです。また、長年の累積で体内にたまってしまった異物は、取り除くにこしたことはありません。

蓄積された毒素である汚血が病気を引き起こす

病気が発生する根本的な原因はバクテリアや病原菌ではなく、体内から排泄できない毒素の累積、蓄積によるものです。バクテリアや病原菌は、病気を引き起こすトリガー、つまり、きっかけにすぎません。

蓄積された毒素を含んだ血を、中国医学では「瘀血《おけつ》」と言います。瘀血の「瘀」という漢字は、「於」と「疒」を組み合わせたものです。「於」とは、「おいておく」という意味。長年たまった老廃物をさしています。その蓄積された老廃物のために病気が起こることから、「瘀」という文字が使われるようになりました。

中国では「瘀血」と言えば、長年蓄積された老廃物だとすぐに理解されます。

ただ「瘀」という漢字は日本では馴染《なじ》みがないので、私は音が同じで意味が伝わりやすい「汚血」という言葉を使っています。

毒素を含んだ腐敗した汚血が体内の細胞と融合すると、正常な細胞が豹変《ひょうへん》して、いわゆる自己破壊、自家中毒を起こします。その状態が長期間続くと、いろいろな病変を形成します。

汚血の原因となる毒素には、多種多様なものがあります。たとえば化学薬品、プラスチック製品、異形たんぱく質、環境ホルモン、ステロイドなどの人工的ホルモン、動物の内臓、とくに腸内物、肝臓などがあります。これらが長期間、沈着累積して腐ってしまうと汚血になります。

どんな疾病も突然に作られるものではありません。汚血が累積し、臨界点に達したら、病気が爆発するのです。つまり「あらゆる病気の原因は汚血にある」とも言えます。たとえば心筋梗塞なども、心臓そのものが悪いわけではありません。心臓のまわりに汚血がたまると心臓のあるべき場所が狭くなり、心臓を圧迫し、病気になるのです。

汚血は色が黒っぽく、どろっとしています。単にドロドロの血液ではなく、数えきれないほどの不純物が混ざっています。最近よく言われる、健康的な「サラサラ血液」の対極にあると言ってもいいでしょう。汚血は、ゼリーやレバーのような塊です。汚血が体内にたまると、血流をはばみ、細胞への栄養や酸素の供給、逆に細胞からの不要なものの排出を妨げます。いわば、体のなかで渋滞を起こしている状態です。その結果、細胞が正常に機能しにくくなり、あちこちで故障が発生するわけです。

頭部だけを取り上げても、さまざまな病気があります。頭部で一番体積を占めているのは脳ですが、脳の病変は大きく、脳神経細胞の故障、脳血管の梗塞、脳の血管出血にわけられます。

認知症、パーキンソン病、頭痛、小脳性運動失調症などは、細胞の故障と考えてもいいでしょう。それ以外にも脳の周辺の病変として、網膜変性症、網膜剝離など目の病変や、鼻、耳、歯周病や舌がんなど口腔《こうくう》の病気があげられます。そのほとんどは、汚血の渋滞が原因と考えられます。

体内に汚血がたまっている人は、背中の表面がでこぼこしています。へこんだところに汚血がたまっており、いわば背中が毒素のタンクのような状態になってしまうのです。汚血が取り除かれると、でこぼこがなくなります。

汚血が最もたまりやすいのが背中です。そのほか、両脇下、頸椎《けいつい》、肩甲骨の周辺、肩甲骨と胸椎の間、腰椎の両脇と骨盤の上部など数多くあります。

汚血の原因はなるべく取り込まない

汚血は自然排出が難しいので、まずは汚血の原因になるものを体内に入れないことを心がけたいものです。そうは言っても、みなさんはこれまで生きている間に、さまざまな毒物を体内に取り入れ、すでに蓄積しているはずです。

現代人が食べているものは、昔とは違い、多くの種類の加工品が含まれています。調理の手間が省けて便利になりましたが、それらの多くに、化学調味料や防腐剤など自然界にないものが使用されています。

ほとんどの野菜は農薬を使用して育てていますし、収穫後にも殺虫剤や防腐剤による処理が行われています。

また、牛や豚、鶏、養殖の魚のエサには、栄養剤やホルモン剤、場合によっては抗生剤が含まれています。そのため、私たちは食事を通して日々「異物」を体内に取り入れることになります。これらは徐々に体内で蓄積され、次第に毒素として体をむしばんでいきます。

怪我《けが》をしたり病気になれば、薬を飲む人が多いでしょう。病院で医者に診てもらい、薬を処方されなくても、薬局で簡単に買うことができます。子どもの頃から考えると、相当な量の化学薬品を体に入れているはずです。

手術を受ければ縫合のために石油製品である合成繊維を使用します。体内で、なんらかのプラスチック製品を使う可能性もあります。

水道水も塩素によって消毒されていますし、空気にもさまざまな汚染物質が含まれています。簡単に想像しただけでも、体内にはたくさんの異物、つまり毒素が入っています。

このように現代社会を生きている以上、毒素となるものをすべてシャットアウトして暮らすことが難しいのも事実です。加えて現代人は、多かれ少なかれストレスにさらされて生きています。それらが蓄積した結果、慢性疾患やアレルギー性疾患、がんなど、さまざまな病気に悩まされていることになります。

少々の毒素なら、自然治癒力で排出することも可能でしょう。しかし長期間にわたって大量の毒素がたまってしまうと、それが汚血となり、病気の原因となります。

病気の原因になる汚血を取り除かなければ、健康になりません。逆に言うと、邪魔者を取り除けば、自然治癒力は高くなります。

毒を排出できない理由

医療現場で患者さんが訴える代表的な症状が、「痛み」と「かゆみ」と「発熱」です。

もう少し細かくみていくと、「痛み」「かゆみ」「発熱」「微熱」「疲労感」「食欲不振」「出血」「便秘」「咳《せき》」「鼻水」のいずれかの症状が当てはまります。

現在、病気の名前は何千種類もあります。しかしどの病気も、この10の症状のどれか、あるいは複数が重なって現れます。ですから、この10の症状を改善し、解決する手段があれば、何千もの病気が治る可能性があります。

これらの症状が出る根本的な原因は、何度も言いますが、体内と体表にたまっている毒素にあります。本来、体にとって不必要なもの、害があるものは、自然治癒力によって排出されていきます。

しかしなぜ毒を排出できず、汚血がたまっていくのでしょう。その原因のひとつが老化です。

病になりかけても未然に防ぐ、あるいは病にかかっても元のように体を修復するには、人間が本来持っている生命力や自然治癒力が必要です。中国医学の言葉でいうと、五臓六腑《ごぞうろっぷ》（第5章で詳しく説明します）が働くことによって生まれる力です。

しかし五臓六腑は、60年間ぐらい使うと衰弱していきます。これが老化です。老化によって、自然治癒力が低下すると、体内の悪物を排泄する力が衰えていきます。

健康であれば、尿、便、汗、痰《たん》などによって、毒素は排泄されます。排泄の力が強いということは、生命力が充分にあるとも言い換えられます。ところが細胞が老化し、衰弱していくと、体内の毒血や毒素、がんの因子、悪いたんぱく質などを排泄しにくくなるのです。

老化以外にも、毒が排出できない原因があります。

体にとって害のあるものを分解するのが肝臓です。内臓のなかで最も大きい臓器です。

たとえばお酒を飲むと、胃や小腸でアルコールが吸収され、肝臓内でまずアセトアルデヒドに分解されます。アセトアルデヒドは毒性が強い物質ですが、酵素の働きでさらに酢酸に分解され、無毒化されます。酢酸は血液に乗って筋肉に運ばれ、最終的には炭酸ガスと水にまで分解されます。

このように肝臓は、自然に由来する食べ物や飲み物を分解する能力にはすぐれています。ところが人工的に作られた化学薬品などの処理は苦手です。そのため処理しきれなくなり、肝臓組織がダメージを受けます。よく薬の副作用として肝機能障害があげられますが、これは化学薬品の成分が肝臓にダメージを与えている証拠とも言えます。

分解処理ができない化学薬品や化学製品の成分は、排出も難しいため、毒素となり体内に蓄積されます。それはやがて汚血となります。長年、薬を飲み続けると、蓄積される毒素の総量は相当多くなるはずです。

つまり化学薬品を体内に入れるというのは、それだけのリスクを引き受けることにもなるのです。

ストレスがさらに追い打ちをかける

多くの人が、「ストレスは体によくない」と思っているでしょう。いまやこれは、常識とさえ言えます。

体にストレスが加わると、自律神経のバランスが崩れ、免疫機能の働きが乱れます。そのときに体に何が起きているか。わかりやすく説明するために、「寒さ」を例として取り上げましょう。

室内から気温の低いところに出ると、当然のことながら体温はどんどん下がります。「気温が低い」という環境ストレスに対抗するには、体温を上げなくてはいけません。そのため交感神経が働き、神経が緊張・興奮して毛穴などを閉じて体温が外に出るのを防ぎ、体をガタガタ震わせることで体温を上げようとします。

つまりストレスによって体に起きる現象は、本来、自分を守るための自然な働きです。

短期的なストレスなら、体の反応によって、このようにストレスに対処できます。しかし精神的なストレスなど、長期にわたる場合はそうはいきません。「仕事がうまくいかない」「長時間労働やノルマのプレッシャーで疲れている」「人間関係がつらい」「家庭内に問題がある」など、現代人は日々ストレスにさらされています。ストレスを抱えたまま生活をしていると、慢性的に交感神経が働くため常に緊張状態が続き、免疫機能が疲労してしまいます。また、神経伝達物質にも異常が起き、やがて脳にダメージを与えてしまうのです。

初期症状は多岐にわたりますが、身体症状としては肩こり、疲労、脱毛、白髪、頭痛、腰痛です。アメリカのクリントン元大統領が、8年の任期が終わる頃には髪の毛が真っ白になっていたのを覚えている方もいるでしょう。これなども、ストレスの影響が考えられます。

なかなか寝つけない、眠りが浅くて夜中に何度も目が覚めるといった睡眠障害も、典型的な症状のひとつです。

精神面では、情緒不安定になる、うつ傾向になりやる気が起きない、不安感におそわれるという症状が現れます。なかには飲酒やギャンブルに走る、買い物に依存するなど、行動面で症状が現れる人もいます。

これらの状態が長引くと、アレルギー疾患がひどくなる、免疫力が低下するため感染症にかかりやすくなる、循環器系の病気、うつ病など、なにがしかの病気を引き起こすと考えられます。神経がたかぶると「かゆみ」が生じやすくなるため、アトピー性皮膚炎の人などは、症状がひどくなりがちです。

頭部表面に汚血がたまると、脳への栄養素や酸素の補給がうまくいかなくなります。脳は体より多くの栄養素を必要とします。

私は精神科医の経験もあります。うつ病の治療には心のケアとともに汚血を取り除くことが大切です。

病気の一番の原因は、毒素の塊である汚血がたまることです。そこに老化や疲労やストレスなどの要因が加わると、自然治癒力が落ちるため、病気にかかりやすくなります。

つまり、なるべく老化を遅らせ、疲労やストレスからどう自分を守り、汚血をできるだけためないようにするか、あるいは、たまってしまった汚血をどう取り除くかが、健康の秘訣《ひけつ》とも言えるのです。

関節などの痛みはなぜ起きるのか

病気とは言わないまでも、肩こり、背中が痛い、腰痛があると感じている人は、かなり多いと思います。ストレスによっても、こうした症状が起きるのは説明したとおりです。

また、汚血によって血管が渋滞を起こすと、筋肉に充分な酸素や栄養が送られなくなります。そのためいわゆる「巡りが悪い」状態となり、筋肉がこわばり、肩こりが起こりやすくなります。

年をとってくると、関節痛を訴える人も増えていきます。五十肩と呼ばれる中年期特有の肩の痛みもあり、ひどくなると、腕を上げることもできない、寝返りを打つのもつらいと言います。

関節の炎症や痛みには、変形性膝関節症や変形性股関節症のように、原因がはっきりしているものもあります。変形性膝関節症や変形性股関節症は、関節のクッション役である軟骨の摩耗によって、骨と骨が直接、触れ合うようになって神経が刺激されて、炎症や痛みが起こります。

しかし、原因がはっきりしない炎症や痛みも少なくありません。膝や腰が痛いからと病院に行くと、レントゲン撮影をしても骨や軟骨には異常が見られず、鎮痛剤や抗炎症剤をもらって帰ってくるケースが多いようです。

こうした原因不明の炎症や痛みがなぜ起こるかは、「痛」という字を分解してみるとわかります。

「痛」は、やまいだれと「通」のつくりが組み合わさってできている字です。つまり「痛み」とは、体のどこかが詰まって、血液などの通りが悪くなったときに起こることを示しているのです。

人間は生命活動をしていると、どうしても不要なたんぱく質や脂肪が体内にたまってしまいます。不要なたんぱく質と脂肪は、まず腰、坐骨《ざこつ》、骨盤など大きな関節の隙間にたまり、次に両肩甲骨のまわりなど中関節の隙間に、その次に脊髄、骨の隙間、最後に手足など小関節の隙間の順でたまります。その結果、痛みが随時出てきます。

本当に不要なたんぱく質や脂肪が関節にたまったりするのか、疑う方は、痛風という病気を考えてみてください。

痛風は血液中の尿酸が多くなり、尿や便と一緒に排泄しきれなくなった尿酸が関節にたまって結晶化し、それが神経を刺激することで炎症や痛みが起きる病気です。尿酸とは体を動かしたり、臓器を働かせるためのエネルギー源である「プリン体」が体内で分解されたときに出る不要物です。健康であれば、体内で生産される尿酸と排泄される尿酸の量は一定です。しかしその収支が合わなくなってしまった結果、尿酸値が高くなり、やがて痛風を引き起こすのです。

このように本来排泄すべき毒素がうまく排出できなくなると、血液に乗って全身を巡り、その人の持って生まれた体質や病気の因子などに応じてあちこちにたまり、悪さをします。

私たちは毎日の生活のなかで、少しずつ毒をため込んでいます。その毒がどこにたまるかは、その人が持っている遺伝的な因子によっても違いますが、関節も毒がたまりやすい場所のひとつです。

関節が痛くなったら、無理をしない範囲で体を動かす、ゆっくり入浴をして汗をかくといったことで多少は症状がやわらぐでしょう。痛風の人は、食べ過ぎをやめる、動物や魚の内臓や卵は食べないといった生活習慣の改善で、症状が軽くなるかもしれません。しかし、いったんたまってしまった不要物の塊は、運動をしても、温泉に入って代謝をよくしても、汗や尿で完全に体外に排出することは困難です。そして時間が経つと、体内で汚血になってしまいます。

汚血になると、それがさらに痛みの原因となります。毒素のたまり具合によって痛みの強弱は違いますが、残念ながら人間には必ず起きる現象と言えます。

汚血を取り除き、体内がきれいになれば、痛みはなくなります。汚血がなくなると、体がスッキリして若返ります。痛みが取れると、気分も明るくなって表情も変わってきます。

アルツハイマー型認知症の原因は「脳にたまったゴミ」

高齢社会になるにつれ、将来、認知症になるのではないかと不安を抱える人が増えています。親など身近に認知症患者がいる人も少なくないでしょう。

認知症は脳の神経細胞が老化し、弱くなっていくことをさしています。多くの人は、まず体全体、五臓六腑が老化し、次に脳の神経細胞が老化していきます。最近、アルツハイマー型認知症を発症させる原因は、アミロイドβという異常たんぱく質だとわかってきました。一般の人にわかりやすいよう、アミロイドβは「脳にたまったゴミ」という言い方もされています。

このアミロイドβが25年くらいかけて徐々に脳にたまることで、脳の細胞が変性し、やがて死滅していくと考えられています。その結果、脳が萎縮し、脳の機能が低下していくのです。老化によって異常たんぱく質の分解や排出がうまくいかなくなると、脳にアミロイドβがたまり始めるとも言われています。それが、アルツハイマー型認知症の仕組みです。

これを中国医学の考え方に置き換えると、毒素を含んだ汚血が脳に蓄積した状態だと言えます。ですから認知症を防ぐ、あるいは発症を遅らせるためには、なるべく汚血を増やさないような生活習慣を身につけ、たまってしまった汚血は取り除くことが大事です。

脳の血管が汚血によって渋滞すると、認知症だけではなく、脳梗塞や脳出血の原因にもなります。

脳梗塞は血管が老廃物と脂肪でつまってしまうことにより起きます。血管がつまると、その先に血液が行かなくなり、酸素や栄養が届かなくなるため壊死《えし》してしまいます。これが脳梗塞です。

脳梗塞を防ぐには、老廃物を取り除くとともに、脂肪分の多い食事を控え、野菜を中心とした食事に変え、軽い運動を習慣にする。それだけでも、かなり予防効果があります。

脳出血は、脳の血管の破裂によって起こります。破裂の理由は血圧が高めであることや飲酒過多など、生活習慣によるところが大きいと考えられます。また、血圧を降下させる血管拡張剤を飲んでいる人に起こりやすいという特徴もあります。この薬を服用し、心労も多く、休養をとらずにいると、脳出血になる可能性が高まります。

脳出血などのリスクを減らすため、血圧を下げる目的で血管拡張剤を服用しているのに、結果的に脳出血が起きてしまうのでは、元も子もありません。おおいに矛盾していると言えます。

高齢化に伴い、動脈硬化疾患と診断される人が増え、抗血栓薬を飲む人も増えています。抗血栓薬を飲むと、血液の塊ができにくくなるので、脳血栓になりにくい、という効果があります。しかし、副作用として、出血しやすくなるという問題があります。

このように薬に頼る生活を続けていると、脳梗塞や脳出血を防ぐどころか、かえって危険性を増す場合があります。薬に頼るより、汚血をためないように生活習慣を変える、汚血を取り除くといった方法を選択したほうがよいのです。

動悸、息切れは心臓より肺に問題がある

動悸《どうき》、息切れの原因はいろいろで、全身の体力が落ちている、肥満や運動不足で心肺機能が落ちている、ストレスや過労で脈拍や呼吸をつかさどる自律神経が乱れている、心臓になんらかの問題があるなど、人それぞれ原因が違います。女性の場合、貧血や更年期症状の一環として、動悸や息切れが起きる場合もあります。

動機や息切れがあると、多くの人が、心臓に問題があるのではないかと不安を抱くでしょう。実際、心臓肥大や不整脈や心筋梗塞の徴候など、心臓疾患が影響している場合もあります。ただ、私が診る限り、心臓より肺が関係している人が多いようです。

慢性的に坂道を上ると息切れがするという場合は、慢性閉塞性肺疾患（COPD）や間質性肺炎などが疑われます。慢性閉塞性肺疾患の一番の原因は喫煙です。タバコの毒が気管支や肺にたまることによって気管支が炎症を起こし、肺胞の細胞が破壊されてしまうのです。

間質性肺炎は、肺胞の細胞の壁が厚く線維化して起きると言われていますが、なぜそうなるのか、西洋医学では原因がはっきりと突き止められていません。

間質性肺炎は、肺にたまった毒素が細胞に取りつくことで、本来あるべき姿から変質させていると考えられます。血液に乗った毒素が肺に到達してたまるケースもあるし、呼吸から直接肺に毒素が入ってくるケースもあるでしょう。

今の時代、空気には排気ガスをはじめとするさまざまな汚染物質が含まれています。最近はごく微粒子のPM2・5が、社会問題になっています。

新築の住居やオフィスで過ごすうちに、倦怠感《けんたいかん》やめまい、頭痛、湿疹、呼吸器疾患におそわれる「シックハウス症候群」も、よく知られています。似たような症状は車でも起きるとされ、「シックカー症候群」と呼ばれています。

シックハウス症候群の原因として、発がん性のあるホルムアルデヒドが問題となりましたが、建材や家具にはほかにもトルエン、キシレン、エチルベンゼンなどさまざまな有機溶剤が含まれているし、ビル内の店舗やホテルのじゅうたんには浄化剤、殺虫剤、害虫防止剤などが含まれています。このように現代に生きる私たちは、日々、呼吸とともに、毒を体内に入れているわけです。

呼吸から体内に取り込まれた毒素が、長年にわたって肺のなかに堆積すると、正常な細胞を壊してしまいます。その極端な例がアスベストで、肺のなかにたまったアスベストが肺線維症や悪性中皮腫を引き起こすとして、大きな問題になりました。

このように人は呼吸からも、毒素を体内に取り込んでいます。そうした毒素の一部は肺胞の血管を通じて血液に溶け込み、汚血の原因となります。まさに「病は口から入る」の例（第4章で詳しく説明します）と言ってもいいでしょう。

また、心臓と肺は、いずれも胸椎とろっ骨、胸骨からなる胸郭によって保護されています。胸郭に汚血、毒血などが充満すると、心臓と肺部を圧迫するため、心臓の動悸と肺の息切れが発生することも覚えておいてください。

皮膚病が慢性化する理由

アトピー性皮膚炎など、皮膚になんらかの問題がある人が増えています。また、皮膚病とまではいかなくても、肌が荒れたり吹き出物ができたといった経験は、誰にでもあるはずです。

皮膚は、体の状態が最も現れやすい部分です。女性は肌の状態に敏感なので、寝不足が続いたり疲れがたまると、肌が荒れる、化粧ののりが悪くなるなど、肌の変化を実感する人も多いようです。男性の場合は、過労気味のときなど、ひげを剃《そ》った際に、かみそり負けしやすくなった経験があるのではないでしょうか。

また、胃の調子が悪くなると、肌の状態が悪くなります。つまり皮膚の異常は、体が発する要注意信号です。体は教えています。

皮膚のかゆみや赤く発疹する原因は体内にたまった毒素の影響です。季節の変わり目や冬になると蕁麻疹《じんましん》が出る人がいますが、これも体のなかに毒がたまっているという体からの黄色信号です。すぐにでも体内の毒を減らす策を講じないと、内臓の病気を起こすか、アトピー性皮膚炎や乾癬など、慢性化しやすい皮膚病に移行する可能性があります。

体内に異物がたくさんたまっていると、免疫細胞が引き起こす炎症が激化しやすくなります。汚血は皮膚の下の毛細血管にたまり、血管から染み出る細胞外液にもたまります。免疫細胞は、これらの異物を排除しようとしますが、異物を体外に出す方法がありません。そこで炎症が起き、「かゆみ」を引き起こすのです。

肌のかゆみは、体内にたまった異物のサインです。第2章で詳しく説明しますが、西洋医学で処方された薬を塗ると、異物を外に出せなくなります。しかも、肌の防御作用そのものを破壊してしまう可能性があります。

「かゆい」と感じたときに肌をかくと、血液や体液と一緒に異物が外に放出されます。それと同時に肌という関門が開いたため、外部から細菌などが侵入しやすくなります。

免疫機能が正常であれば、細菌は退治できます。しかし皮膚の下に異物がたまり、免疫機能が異常になっていると、退治できない、もしくは過剰に反応するといったことが起こります。

細菌が皮膚の下で増殖すると、免疫機能が働き、細菌を駆逐しようとして炎症が起こります。免疫機能が過剰に反応し続けると、皮膚の下の組織が破壊され、かゆみや湿疹などがひどくなっていきます。

このときに油性の化学薬品を塗ると、免疫機能が抑えられるため、過剰な反応は鎮まりますが、細菌などの増殖が食い止められなくなります。つまり薬を塗っても肌の炎症は治るどころか、新たな炎症を生んでしまいます。

炎症が続くと、肌の組織はどんどん破壊されていきます。肌の表面の角質層は、再生と脱落を繰り返して肌の健康を維持していますが、その働きにも異常が現れます。こうして肌の状態はますます悪くなり、四六時中かゆい、という症状になっていきます。アトピー性皮膚炎や乾癬と言われる病気で現れやすい症状です。

油性の化学薬品は症状を悪化させ、肌の下で起きている原因を突き止めず、表面的な「炎症」を抑え込んでいるだけです。化学薬品を使い続けると、汚血がたまっていき、さらに悪化してしまいます。つまり現代医学は慢性の皮膚病を生んでいるとも言えるでしょう。

アレルギー疾患はなぜ起きるか

アトピー性皮膚炎が悪化するのは、アレルギーも関係していると言われています。ではアレルギー性の疾患は、どのようにして起こるのでしょうか。

アレルギーの病気は、免疫機能が関与しています。免疫機能の基本は「異物を認識する」「異物を攻撃する武器を放つ」の2段階で構成されています。異物を攻撃する武器としては、リンパ球の一種であるT細胞など何種類かあり、複雑な働きをしていますが、「抗体」も武器のひとつと考えられます。

異物（抗原）が体に入ると、体内で抗体が生まれます。再び同じ抗原が体内に入ると、抗体は抗原と結合し、弱毒化されます。これを抗原抗体反応と言いますが、ワクチンはこの仕組みを利用しています。

アレルギーは、本来は外から入ってきた細菌やウイルスから体を守ったり、体内にできたがん細胞を排除するために働く免疫反応が、ホコリやダニ、食べものなどに対して過剰に反応することを言います。

免疫機能が過敏に働く素因を持っている人は、場合によっては自分の組織の一部も異物とみなして攻撃してしまいます。その結果、膠原病《こうげんびょう》など自己免疫系の病気が生じてしまいます。

最近、とくに多くの人を悩ませているのが、アレルギー疾患のひとつである「花粉症」です。

戦後の植林で国内にはたくさんの杉林が生まれ、スギ花粉が多く舞うようになったことから、花粉症の患者が増えていると言われています。体内にスギ花粉に対する抗体ができ、免疫反応によって花粉症になるのです。ですから抗原を取り除くとともに抗体が減れば、免疫反応は起こりにくくなります。

アトピー性皮膚炎も、皮膚で免疫反応を起こす原因を取り除けば治ります。しかし皮膚科で処方されるステロイド剤は、免疫機能を下げるため、免疫反応を封じ込めはしますが、抗原を取り除く作用はありません。

ひとことでアレルギーと言っても、アレルギーを引き起こす物質（アレルゲン）は人によって違います。金属アレルギーの人は、アクセサリーをつけたら湿疹ができたり、かゆみが出たりします。

アレルゲンとなる原因物質は、大きく3つのグループにわけられます。

①たんぱく質。たとえば、そばや小麦アレルギーの人は、そば粉や小麦粉に含まれている特有のたんぱく質がアレルゲンになると言われています。卵や牛乳、甲殻類、ナッツ類も、アレルゲンになりやすい食物です。

②金属、プラスチックなど。金属は人間にとって「異物」なので、体内に入れなくても、肌につけているだけで免疫反応が起こることがあります。

③化学薬品など、主に石油を原料とする人工的な合成物質。

「化学繊維の衣類を身につけると、体がかゆくなる」と言う人もいます。化学繊維も人間にとっては異物なので、肌が拒絶反応を起こす場合があります。

化学繊維も、化学薬品も、石油化学の技術で生み出された仲間です。化学繊維を食べる人はさすがにいないと思いますが、多くの人は食品添加物や医薬品など、さまざまな油性の化学薬品を体内に取り込んでいます。

油性の化学薬品は、体外に排出することができません。毛細血管や細胞外液にたまっていきます。それらに対する免疫反応として、アトピー性皮膚炎は起こるのです。ご両親からアレルギー体質を受け継いでいる人なら、なおさら症状が現れやすいはずです。

そのような拒絶反応を、薬で封じ込めようとしても無理です。

金属アレルギーの人や化学繊維アレルギーの人は、それらを身につけることをやめるでしょう。原因を取り除けば湿疹は治ります。しかし体内で起こっている拒絶反応は、異物の排出が難しいため、なかなか解消できません。だから、アトピー性皮膚炎は治りにくいのです。

異物は体外に出し、取り込まないように食生活を見直す。それこそが、解決策と言えます。

第2章

現代の西洋医学の落とし穴

体を部分でみる西洋医学

体調が悪くなり、病院に行ったとします。そこでたとえば「熱があって、のども痛いんです」と症状の説明をすると、医師はたぶん、「風邪でしょう。では、お薬を出しておきますね」と答えるでしょう。

頭が痛いと訴えたら、「一応、検査をしてみましょう」と言われることがあります。血液検査をし、そのデータを見た医師は、高血圧だと診断することもあれば、「念のため、CTを撮りましょう」と、さらに検査を勧める場合もあるでしょう。

検査の結果を見て病名をつけ、必要があれば手術を行い、薬剤投与を行います。薬で症状が改善されない場合は、別の薬に替えていきます。

検査データというのは、局所の異変を示しているにすぎません。そのデータを見て、たとえば血圧が高い、肝機能の数値が悪いとなったら生活習慣病と判断し、血圧を下げる薬や肝臓の薬を処方されてしまう場合が多いでしょう。では、なぜ血圧が高くなったのか。なぜ肝機能の数値が悪いのか。医師はその根本的な原因に目を向けることなく、目の前の数値で判断します。それが西洋医学の方法論だからです。

しかし、本来医療とは、患者さんの訴える症状の陰にひそむ病気も含め、総合的に判断して治療すべきものだと思います。

血圧が高い、あるいは肝機能が衰えているのは、何か理由があり、その結果として数値が悪くなっている。そこをみようとはせずに、目の前の症状を封じ込める対症療法を行うのが西洋医学です。対症療法は根本治療ではありません。

中国医学を中心とする東洋医学では、患者の全体をみて、その人、その人に合った方法で、自然治癒力を高め、生体機能のバランスを整えることに重点を置きます。そこが西洋医学との大きな違いと言えるでしょう。

中国医学の場合は、何千年も積み重ねられた臨床と知恵から、診断と処方が決定されます。そして鍼灸やマッサージ、その人に合った漢方薬の調合などを組み合わせて、体全体を健康な状態に戻していきます。数値合わせや部分をみるのではなく、全身をみます。

このように西洋と東洋で病気に対するアプローチが異なる背景には、自然というものをどうとらえるかという科学哲学の概念の違いがあるように思います。

西洋では複雑な事象も、徹底的にそれを構成する要素に分解できると考えます。その構成要素を調べれば、全体が理解できます。そうした科学哲学があるからこそ、分子の発見から始まり、遺伝子の発見など、ミクロの世界の謎が解けたわけですし、科学が発展していったのは事実です。

医学の分野でも、要素に分割する科学哲学がベースになっています。そのため人の体を構成している各臓器や細胞などの要素に分解し、解析や診断をする治療方法が中心となります。そして、臓器や細胞の不具合に対して、個別的に、単一化学物質である化学薬品で正常に戻そうとします。しかし、人間の体の仕組みは複雑です。いくら体を分割して考えても、全体的に何が起きているのか、説明がつかないことが多いのです。そこに西洋医学の落とし穴があると言えるでしょう。

西洋医学の限界は、科学に依存し過ぎたあまり、目に見えないこと、科学的に立証できないことは信じない、それどころか否定する姿勢が生まれたことによってもたらされたのかもしれません。

もちろん最先端の科学技術の導入で、それまで目に見えなかった内臓や血管、脳などの病気の症状が具体的に目で見えるようになり、把握できるようにもなりました。それはすばらしいことです。また内臓の機能や血液の状態も、数値として測定可能になっています。しかし、目に見えるもの、数値として測れるものは症状であり、病気の原因ではありません。目に見えなくなったから、数値が改善されたから、病気の原因が取り除かれたのか、病気が治ったのか、と言えばそうではありません。

西洋医学においては、手術の技術は日進月歩と言ってもいいでしょう。そのおかげで、かつては助からなかった数々の病気が質の高い手術で治療できるようになりました。

最近はレーザーや内視鏡などを活用した手術法も開発され、患者の負担も少なくなっています。ただ手術によって治せる病気が増えれば増えるほど、手術では治せない病気、つまり西洋医学では完治できない病気もみえてきたのです。とくに慢性疾患に対しては、薬による対症療法で症状を抑える以外、なすすべがないと言っても過言ではありません。そこに西洋医学の限界があります。

慢性病は薬を使えば使うほど悪化する

20世紀に入り、手術の進歩や抗生剤の開発によって、それまで治らなかった多くの病気が克服されてきました。西洋医学の輝かしい功績だと思います。

しかし、一方では別の病気が新たな問題としてクローズアップされてきました。それは、糖尿病や高血圧などのいわゆる生活習慣病や、花粉症、アトピー性皮膚炎、慢性関節リウマチをはじめとする膠原病などのアレルギー疾患や免疫疾患です。これらの病気の共通点は、いずれも慢性疾患であることです。

慢性疾患は、一朝一夕で生じるわけではありません。なんらかの病気の因子を持っている人が、体内にたまった毒素や疲労、ストレスなどさまざまな条件が重なると病気が始まり、続いていくのです。

慢性疾患に対して、西洋医学の病院では、薬物療法が行われます。糖尿病であればインスリンや血糖降下剤、高血圧なら降圧剤、アレルギー疾患、免疫疾患にはステロイド剤や抗アレルギー剤、免疫抑制剤などが使われます。

こうした薬物療法は、症状を緩和する、あるいは抑え込むことが主眼の、いわば対症療法です。

たとえば血糖降下剤を飲めば、血糖値を下げて正常に近い値に戻す作用はあるでしょう。しかし、糖尿病そのものを治すわけではないので、薬の服用をやめれば、血糖値はまた高くなってしまいます。

降圧剤も同様で、飲んでいる間は血圧が下がって安定していますが、それで安心して飲むのをやめてしまったら、すぐに血圧は上昇します。つまり、対症療法である薬物療法では、病気を根本的に治すことができないのです。

慢性疾患には、西洋医学の切り札である手術が使えません。糖尿病も高血圧も膠原病も、どこかに病巣があって、そこを切除したら治るという病気ではありません。そのため、死ぬまで薬を飲み続けなくてはいけなくなるのです。多発性関節炎、全身性エリテマトーデス（SLE）、帯状疱疹《ほうしん》、肺気腫、潰瘍性大腸炎、クローン病なども、そのたぐいの病気です。

現代西洋医学は、けっして万能ではありません。急性の病気や事故など救急医療が必要なケースや、手術が最適な治療法である病気などでは、西洋医学は効果的であり、その治療を受けることは大きな意味があります。

しかし慢性疾患に関しては、西洋医学は延々と対症療法である薬物療法を続ける以外、打つ手はないと言ってもいいでしょう。処方された薬を飲んで、一時的によくなった感覚を持つかもしれませんが、ただ、症状を抑えただけで、根本治療にはなっていない場合があります。とくに慢性疾患は、そのケースが多いと考えたほうがいいのです。そして処方された薬が、結果的に体をさらにむしばむことになりかねません。

病院に行けば何種類もの薬が処方され、化学薬品を毎日、体内に入れることになります。痛みがつらくて薬を飲んでいたはずが、次第に胃も痛くなり、それを医者に告げると胃薬が処方されて、さらに化学薬品を飲むことになります。

厚生労働省の調査によると、薬を処方されている75歳以上の人の4割が、1ヵ月で5種類以上、25パーセントの人が、7種類以上をひとつの薬局で受け取っているそうです。複数の薬局を利用している人は、さらに薬の種類が増えるでしょう。

薬には、それぞれ副作用があります。それは、単独で飲んだときに想定しうる副作用です。それ以外に、複数の薬の相互作用で、体内で危険な変化が起きる可能性もあります。

実際、薬によっては、併用してはいけない薬が提示されている場合もあります。ただし、すべての「相互作用」が解明されているわけではありません。どのような薬の組み合わせで、何が起こるのか、わかっていない面も多いのです。

加えて高齢になって細胞が老化すると、体内での薬の濃度が上がりやすくなり、成分がなかなか体外に排出されなくなります。そのため、体内で複数の薬の毒素がどんどん蓄積されていきます。慢性の病気ともなれば、薬を飲み続けなくてはいけないため、体内に蓄積される毒素の量も多くなるはずです。どんどん老廃物をためていくことになります。つまり汚血も増えていきます。その弊害も、考慮すべきでしょう。

化学薬品は排出が難しい「異物」

西洋医学の薬は、単一の化学成分を人工的に合成した石油製品です。合成された化学物質は自然界に存在しないものなので、人間の体はこれを「異物」としてとらえます。

一般的な医薬品、つまり抗生剤やステロイド剤、ホルモン剤、抗がん剤などは、ほとんどが石油から作られています。20世紀の大発見と言われているペニシリンは、カビから発見されたことで有名ですが、今は合成ペニシリンと言い、同じ構造式で人工的に作ったものです。

自然界にないものは、自ら体外に排出するのが容易ではありません。そのため肝臓で処理しきれず、毒素となって体内に蓄積してしまいます。

化学薬品を飲むと、腸から吸収され、肝臓へ運ばれます。肝臓は分解が必要であれば分解し、そこから水溶性の物質なら血液に溶け込んで「役目」を果たし、残ったいらないものは腎臓へ到達して尿として処理されます。

しかし油性の化学薬品は血液に溶け込みにくく、肝臓に残ることも多く、尿として排出しにくいのです。薬の成分が肝臓に残ってしまうと、肝機能障害を引き起こす場合があります。

血液に乗った化学薬品の残骸は、体表近くの毛細血管やリンパ管に運ばれます。さらにその先、細胞の周囲にある細胞外液へとたどり着きます。

細胞は血液から酸素や栄養を取り込み、不要の排出物を血液へと返しますが、細胞ひとつひとつに血管がつながっているわけではありません。細胞と細胞の橋渡しをしているのが細胞外液です。その細胞外液にも、油性の化学薬品の成分はたまっていきます。すると、それが邪魔をして、血液からの栄養分や酸素を細胞がうまく取り込めなくなります。

また、逆に細胞から出す不要なものも、たまった化学薬品が邪魔になり、滞って排出できないことになります。つまり、必要なものを取り入れる力も、いらないものを排出する働きも、衰えてしまうのです。この状態が続くと、細胞そのものが衰え、老化していきます。

薬を飲んだ後に、湿疹が生じることがあり、「薬疹」と呼ばれます。排出されずに体表近くの毛細血管に集まった化学薬品に対し、体内の免疫機能が排除しようとして、炎症が起きるのです。

しかし免疫機能がいくらがんばってくれても、炎症を起こしたり、汗をかくことでは、なかなかこれらの成分の排出は難しい。つまり、そういう異物は体内に入れないように心がける必要があります。

ところが薬疹が生じて病院を受診すると、さらに炎症を抑える薬や抗アレルギー剤などが処方されます。こうして、薬による悪循環に陥ってしまいます。

薬によっては、自然治癒力を抑える結果になるものもあります。体は治りたいのに、逆行してしまいます。その代表的なものが風邪薬です。

人間には、ウイルスや細菌から身を守るための防御機能がそなわっています。ウイルスや細菌は熱に弱いものが多いため、体は発熱して退治しようとします。風邪をひいたときに発熱するのはそのためです。また、のどなどの粘膜に取りついた異物に対しては、免疫機能が攻撃をしかけ、炎症が起きます。やっつけた残骸を外に出そうと、鼻水や咳、汗などを出すのです。

つまり風邪をひいたときの熱や鼻水、咳は、自分自身の体が持っている自然治癒力が風邪のウイルスと闘い、自力で「排出」している証拠と言えます。

風邪薬はウイルスを殺すのではなく、炎症を抑え、鼻水や咳を止めるだけです。つまり本来人間が持っている免疫反応に、相反する働きをしてしまうのです。風邪薬を飲むと、炎症がおさまり、鼻水や咳が止まって楽になるので、「風邪が治った」と感じますが、それは錯覚です。むしろ、排出機能を止めてしまいます。

排出の機会を奪われると、異物は体内にたまったままとなります。すると、結果的に風邪をひいている状態が長引いてしまいます。

日頃から免疫力が高く、自然治癒力がそなわっていれば、風邪薬がなくても風邪の症状は自然におさまります。

人間の自然のメカニズムでは、尿で体内の余分な水分と毒素を出します。腸内のカスと毒素は便として排泄します。便秘をすると肌が荒れるのは、毒素が排泄されずに腸から吸収されるためです。ひどい便秘が続くと大腸がんになる確率が高くなります。

つまり人間の体はとても有能なのです。

抗生剤とワクチンは危険と隣り合わせ

人間は古代より、さまざまな感染症に悩まされてきました。たとえばペストは、中世ヨーロッパの人口の3割も減少させたと言われるほど恐ろしい病気でした。しかしいまや、ペストの流行に怯《おび》えることはなくなりました。

サルファ剤が開発されたのは1930年代。続いてペニシリンが開発されるなど、次々と抗生剤が開発され、第二次世界大戦後、大量生産されるようになって普及した結果と言えます。結核もかつては死の病と恐れられていましたが、1944年にストレプトマイシンが開発され、怖い病気ではなくなりました。

抗生剤を投与すると、細菌の増殖を抑え、死滅させられます。そのため「夢の薬」とも呼ばれました。しかし、けっしていいことずくめではありません。

人間のまわりには、さまざまな細菌やウイルスがいます。体内にも、さまざまな細菌がすみついています。

最近は「善玉菌」や「腸内フローラ」という言葉がよく聞かれるようになりましたが、腸内では何万種類もの細菌が独自の生態系を作り、人間の健康を守っています。しかし抗生剤を飲むと、病気や炎症の原因になっている細菌を殺すだけではなく、人間の健康を守っているこれらの菌にも大きなダメージを与えてしまいます。そのため自然治癒力も落ち、生命活動のバランスが崩れてしまいます。

それだけでも大問題ですが、さらに危険なことがあります。

「耐性菌」という言葉を知っている方も多いと思います。耐性菌とは、体内にたまった抗生物質の成分に触れた細菌が、その薬に対する「耐性」を獲得し、変異した菌のことです。

細菌やウイルスは、自分の持つたんぱく質を少し変えるだけで、変異が可能。しかも世代交代が早いため、あっという間に恐ろしい進化を遂げてしまうのです。

いまや耐性菌の存在は、世界中で大問題となっています。

抗生剤の発見と開発のおかげで、多くの感染症患者の命が助かったのは事実です。その功績は、評価してしかるべきだと思います。しかし、それから1世紀も経たないうちに、数多くの細菌が耐性を持つようになり、抗生剤が効かなくなってきているのが現状です。

いまや「スーパー耐性菌」と呼ばれるモンスターのような菌も存在します。つまり人間を救う薬が命を脅かす、それまでは存在していなかった新たな生物を生み出してしまいました。

感染症を未然に防ぐという点では、ワクチンの発明も人類に大きく寄与しました。ワクチンの仕組みは、病原体から作られた無毒化、あるいは弱毒化された抗原を投与し、体内に病原体に対する抗体を作ることにあります。人間が本来持っている抗原抗体反応を利用し、感染症に対する免疫を作る方法です。

ワクチンの発明と普及によって、感染症の予防がずいぶん進みました。とくに発展途上国など、感染症の危険が蔓延《まんえん》している地域では、おおいに役立つ感染症予防の方法だと思います。

しかし、やはり長所と同時に短所もあります。

無毒化、あるいは弱毒化した菌やウイルスは、試験管のなかではなく、なにかしらの生物を使って増殖させます。牛がかかる牛痘の膿《うみ》を接種すると天然痘にかからないことから、ワクチンの発明につながったのは、学校などで習った人もいるでしょう。

培養基となる動物の細胞は、ウサギ、サルなどいろいろです。インフルエンザのワクチンは鶏卵を利用します。そのためワクチンは、「生物由来製剤」「生物学的製剤」と呼ばれています。

生物を利用しているため、防腐のためにホルムアルデヒドなどの薬品や、安定化のために添加物も使われます。そういったものも一緒に、体内に取り込むことになるのです。

ワクチンの副作用については情報も多いので、ご存じの方も多いと思います。

それでも感染症のリスクを減らすほうを選ぶのか、体内に「毒物」を入れるほうを選ぶのか。選択は受ける側に委ねられているわけです。

ステロイド剤は なぜ避けたほうがいいのか

私は開業当時から、アトピー性皮膚炎など、皮膚疾患で悩んでいる患者さんを大勢診てきました。

「何年も病院にかかったけれど、いっこうによくならないどころか、かえってひどくなってしまった」と嘆く患者さんがいかに多いか、身をもって経験しています。症状が治らない、またはひどくなっているのに、10年以上も病院から処方されている薬を使用している人がいます。

病院で処方される皮膚病の治療薬の中心となっているのは、ステロイド剤、抗アレルギー剤、免疫抑制剤、かゆみ止めです。しかしこれらの薬は、皮膚病を完治させるものではありません。毒素が体のなかで暴れるのを抑え、皮膚病の症状であるかゆみや発疹、浮腫などを一時的に抑えるだけです。

こうした皮膚病の薬には、いくつもの問題点があります。ひとつは、使い始めたときは、それなりに症状を軽減する効果がありますが、次第に効き目が落ちてくることです。その理由は、私たちの体はひとつの薬を使い続けると「慣れ」が起きてしまい、効果が出にくくなるという性質があるからです。よく頭痛薬が以前は1錠で効いたのに、2錠飲まないと効かなくなった、といった話を聞きます。これも体が薬に慣れてしまった証拠です。

また化学薬品は「異物」ですから、長期間飲み続けると、どんどん体内に堆積していきます。繰り返しになりますが、体にとって毒であり、肝臓にも悪影響を与えます。

しかしステロイド剤の危険は、それだけではありません。実は、かえって皮膚病を悪化させてしまう恐れがあるのです。

私のクリニックを受診したアトピー性皮膚炎の患者さんの多くは、病院でステロイド軟膏《なんこう》を処方されています。そもそもステロイドは人間の体内で作られているホルモンの一種で、腎臓の上にある副腎皮質で生産されています。体内で作られているわけですから、本来は補う必要がありません。

しかし、なぜ多くの医療機関がステロイド剤を処方するのか。それはステロイドには炎症を抑える作用があるからです。

体内にはいろいろなホルモンがあり、血糖値、血圧、性機能などを一定に保つ「恒常性」に大きな役割を果たしています。ステロイドは血糖値や血圧のコントロールにかかわるだけではなく、強過ぎる炎症を抑え、過敏な免疫細胞の働きを低下させる作用もあります。この抗炎症作用と免疫抑制の働きが注目され、西洋医学の薬としてもてはやされているのです。

もともと体内で作られているにもかかわらず、ステロイドを薬として体内に入れてしまうと、副腎の機能が低下します。大量のステロイドが体内にあると、体は自ら生産することを止めてしまいます。

一番問題なのは、ステロイド剤の服用をやめるとリバウンドしてしまうことです。

ステロイド剤を摂取している患者さんが、「薬を止めたら、症状がひどくなった」と言います。薬の力で無理やり症状を抑え込んでいるため、止めると炎症が一気に暴走するのです。しかも体内で自力でステロイドを生産しなくなっているため、体内のステロイドが不足し、皮膚の炎症以外にさまざまな副作用が起きる可能性があります。

長期間にわたってステロイド剤を投与すると、体の恒常性が破壊されてしまいます。もちろん医師はそのことも知っているので、「最初は弱い作用の薬から始めてみましょう」「塗り過ぎないように」と、ひとこと添えます。医師はリバウンドがあるのを承知しながら処方し、リバウンドを起こさせないために、ずっと使い続けさせるのです。

ステロイド剤は一時的に症状を封じ込めるだけで、アトピー性皮膚炎の根本治療にはなりません。治らないどころか、長引かせ、よりひどくしてしまう結果になるのです。長い期間ステロイド剤を摂取し、体内に累積されると、さらに炎症を起こして、かゆみ、痛みが出てきます。するともっと強力なステロイド剤と抗アレルギー剤を投与する。その繰り返しで、皮膚病患者はよくなるどころか、症状がひどくなっていきます。

結局、アトピー性皮膚炎のような慢性疾患に対しては、西洋医学では根本治療は難しいと言えます。化学薬品を使い続けて汚血をためたのならば、それを取り除くことが大切です。食生活を見直すことも重要です。

アトピー性皮膚炎と並んで慢性化するとやっかいな皮膚病が尋常性乾癬です。頭皮や肘、膝などの皮膚の硬い部分を中心に紅斑が現れ、皮膚の角質層がフケ状になって剝がれ落ちます。

西洋医学では尋常性乾癬は、表皮細胞の異常増殖によって起こると考えられています。しかし、なぜ異常増殖が起きるかは、明らかにされていません。現在、病院で行われている治療法は、ステロイド剤、ビタミンA誘導体、ビタミンD、光線療法など、すべて症状を抑える対症療法です。ステロイド剤を10年以上使い続け、ステロイド漬けのような状態になっている患者も少なくありません。

私は尋常性乾癬の原因を、ゆがんだ食生活のために、体内に毒がたまったことによると考えています。たまった毒を取り除き、食生活を改善すると治る病気です。汚血が悪影響を及ぼしているのです。根本の原因を取り除く必要があります。

何度も言いますが、皮膚病はステロイド剤ではけっして治らないと考えたほうがいいでしょう。

第3章

がんは西洋医学では治らない

がんはどうやって生まれるのか

日本人の死亡原因を男女合わせた総数でみると、1位はがんです。60歳以降、がんの罹患率《りかん》が高くなり、とくに60代以降の男性は女性より顕著にがんにかかる人の割合が増えます。

「癌」という字を作ったのは、大昔の中国人です。やまいだれのなかの文字は、「岩」「硬い石がつらなっている状態」をさします。字の形をよく見ると、なるほどと思えます。腫瘍ができたところを触ると、石のように硬くなっていることから、「癌」の文字が誕生したのでしょう。

昔の人は少しくらい内臓の炎症で違和感があっても、休みもしないで懸命に働いていました。その結果、がんが硬くなり、大きくなって、腹部が山のようにふ

郵　便　は　が　き

1510051

お手数ですが、
切手を
おはりください。

東京都渋谷区千駄ヶ谷4-9-7

(株)幻冬舎

書籍編集部宛

ご住所　〒

都・道
府・県

フリガナ
お名前

メール

インターネットでも回答を受け付けております
https://www.gentosha.co.jp/e/

裏面のご感想を広告等、書籍のPRに使わせていただく場合がございます。

幻冬舎より、著者に関する新しいお知らせ・小社および関連会社、広告主からのご案内を送付することがあります。不要の場合は右の欄にレ印をご記入ください。

不要 □

本書をお買い上げいただき、誠にありがとうございました。
質問にお答えいただけたら幸いです。

◎ご購入いただいた本のタイトルをご記入ください。

『　　　　　　　　　　　　　　　　　　　　　　』

★著者へのメッセージ、または本書のご感想をお書きください。

●本書をお求めになった動機は？

①著者が好きだから　②タイトルにひかれて　③テーマにひかれて
④カバーにひかれて　⑤帯のコピーにひかれて　⑥新聞で見て
⑦インターネットで知って　⑧売れてるから／話題だから
⑨役に立ちそうだから

生年月日	西暦　　年　　月　　日（　　歳）男・女			
ご職業	①学生	②教員・研究職	③公務員	④農林漁業
	⑤専門・技術職	⑥自由業	⑦自営業	⑧会社役員
	⑨会社員	⑩専業主夫・主婦	⑪パート・アルバイト	
	⑫無職	⑬その他（　　　　　　）		

ご記入いただきました個人情報については、許可なく他の目的で使用することはありません。ご協力ありがとうございました。

くらんでいたのかもしれません。

現代は精密な検査ができるために、早期の段階でがんを見つけられます。米粒ぐらいのがんでも容易に発見できるようになり、この段階で手術をするケースも増えています。

では、がんはどうやってできるのでしょうか。

私たちの体は、約60兆個の細胞からできています。そのうち約1パーセントが毎日死んでいくので、その分は細胞分裂によって補っていかなくてはいけません。細胞分裂をする際は、細胞の設計図であるDNAをコピーします。しかし、どうしてもコピーミスが生まれてしまい、突然変異を起こす細胞が出てきます。それが、がん細胞です。

がん細胞そのものは、健康な人の体内でも一日に5000個くらいは作られていると言われています。

日々生まれるがん細胞のほとんどは、細胞の自死とも言われている「アポトーシス」という現象によって自ら死んでいきます。遺伝子に障害が生じた場合は、がん化する前に消滅するよう、あらかじめがん抑制遺伝子がプログラミングされているのです。

健康な人であれば異常を起こした細胞は、アポトーシスによって取り除かれます。これがうまく機能すれば、がん細胞は増殖できず消滅していくので、生命を脅かさないと考えられています。

しかし老化などが原因で、通常アポトーシスで自然に消滅していくはずのがん細胞が消滅せず、増殖して巨大化していくのが「がん」です。

人間が生きているなかで、一番エネルギーがあり、五臓六腑が元気で若いのは、20歳から45歳までです。しかし年齢を重ねると老化が始まり、五臓六腑も衰えていきます。

高齢になるにつれ、突然変異が蓄積されます。また老化によってがん細胞を取り除く力が弱まり、免疫細胞の働きも弱くなっていきます。すると、がん細胞のなかには暴走を始め、どんどん増えていくものが現れるわけです。

長寿社会となった今、誰しもが最後はがんになる可能性があります。日本人の死因の第1位にがんがあがっているのは、裏を返せば、それだけ長寿になった証《あかし》です。

がんは一日にしてならず

がんは一日で作られるものではありません。がんが発生し、がん細胞が増殖して体をむしばみ、命が尽きるまでには長期間かかります。がんによるなんらかの症状が出るまでに、10年から20年の時間を要するケースは多く見られます。

逆に言うと、「がんはすぐには死なない病気」です。生活習慣病と同じような慢性疾患ですから、怖がることはありません。怖いのはむしろ、患者さんの心の状態です。

がんと告げられると、たいていの人はショックを受けます。当然だと思います。がんの進行を考えると、眠れなくなる人も多いでしょう。熟睡できず、睡眠不足になれば、食欲もなくなって体は弱り、ほかの臓器にも支障が出てきます。

イライラして精神的に不安定になれば、さらに体はバランスを崩します。加えて仕事が過重だったり、家庭の問題を抱えていれば、ストレスが影響してがんは進行します。

こうなったら、悪循環の始まりです。快方に向かう可能性があるのに、自ら悪循環に入ってしまっては自滅します。そうならないでいただきたい。まずは自分自身の心を整えて、ゆっくり闘い方を考えましょう。

芽生えたばかりの時期のがんはぜい弱です。ここで休養や睡眠をしっかりとり、運動もして、筋肉が充分あれば、がんは消えることもあります。しかし無理をして体力を消耗し続け、加えてストレスを受け続けると、がんは成長期に入ります。

この時期がステージⅠからステージⅡです。ここで働く時間を短くするとか、仕事を軽くする、ストレスがかからないようにするなど、生活習慣と労働時間を変えなければ、がんはどんどん成長します。がんが成長すればするほど、体力は衰退していきます。

いったん、がんの根が深く固定されると、ステージⅢに入ります。ステージⅢの段階では、がんの力と体力が平行線です。これが意味するのは、「今すぐ一生懸命に頑張ることを止めなさい」「ライフスタイルを変えなさい」ということです。つまり療養生活の必要を伝えています。

ステージⅣになると、体力はかなり衰えてがんに負けてしまいます。この段階で手術を行えば、一段と体力が落ちます。

体力が落ちたところに抗がん剤を投与し、放射線を当てれば、体力の低下は一気に進みます。その後、五臓六腑は衰弱し、がんはあちこちに転移します。そして下肢のむくみが出て、腹水、胸水がたまってくると、大変厳しい状態になります。

ですから、体力とがんが五分五分のステージⅢのときに、体力を増強することが大事です。言い換えれば、ステージⅢまでのがんなら、充分に回復の見込みがあるのです。

ステージⅣになったら、より長く生きるために、療養生活を送ったほうがよいでしょう。この段階であちこち名医を訪ねて、化学薬品を使えば、ただ体力を消耗するばかりです。いたずらに治療を受けても、患者はつらく苦しいだけです。悪循環は止まりません。

抗がん剤は両刃の剣

現在、がんの治療法の主流となっているのは、手術と抗がん剤、放射線治療です。がんがまだ小さく、ほかへの移転が見られない初期のがんの治癒率が高いのは、手術によって完全に切除するからです。ところが手術でがん細胞を切除しきれない場合や、ほかの組織への転移がある場合には、抗がん剤や放射線による治療が行われます。

抗がん剤も放射線も、がん細胞の増殖を抑制し、縮小させる効果があることがわかっています。しかし同時に、副作用もあります。なかでも抗がん剤は副作用が大きく、使い方を間違えると、かえって寿命を縮める場合もあります。

そもそも抗がん剤とは、どういう薬なのでしょうか。

がんはがん細胞が暴走して分裂が止まらなくなる病気です。抗がん剤にはいろいろなタイプがありますが、代表的なのは細胞分裂を止めてしまう薬です。細胞分裂が止められると、がん細胞はそれ以上増えることができません。分裂が阻害され、やがて消えていくというのが、このタイプの抗がん剤の仕組みです。がん細胞は分裂が早いので、抗がん剤は細胞が増えるのを止めるうえでは効果があるでしょう。

しかし抗がん剤は、がん細胞と正常細胞を区別できません。そのため実際にはがん細胞だけではなく、体内のすべての細胞の分裂も阻害してしまいます。ですから、体に大きなダメージを与えます。

抗がん剤のなかには、がんの遺伝子を傷つけて、アポトーシス（細胞の自死）を誘導させ、がん細胞が増えるのを抑えるものがあります。しかし、このタイプの抗がん剤も、正常な細胞まで傷つけてしまいます。そのため免疫力が低下し、他の感染症にかかりやすくなるというデメリットがあります。

最初に使った抗がん剤に効果が見られないと、別の抗がん剤を使用します。体質に合い、効くと言われれば、患者は受け入れるでしょう。その結果、何種類もの抗がん剤を体内に入れ、健康な細胞までも壊してしまい、体はどんどん衰弱していきます。

このような状態では、自己免疫力も弱くなり、病気を治すどころではなくなってしまいます。多量の化学薬品を使い、かえって患者の全身状態を悪くします。

私のクリニックでも、これまでかなりの数のがん患者の治療をしました。その多くが、余命半年と宣告された末期がんです。私はその患者さんたちに、漢方薬と鍼灸を組み合わせて治療を行いましたが、その効果は私のクリニックの治療だけ受けている人と、並行して抗がん剤治療や放射線治療を受けている人ではかなり違いました。

抗がん剤治療や放射線治療を受けている人は、副作用により体力や免疫力が低下し、がん以外にもさまざまな障害を起こす場合が多かったのです。その結果、残念ですが延命率が下がったと判断せざるをえませんでした。

そうした経験から、必要であれば手術を受けたうえで静かに休養し、副作用のない治療をするのがいいと私は確信しています。

とにかく自らの免疫力を高めて、副作用や害のない治療法を選ぶことが大事です。

もし、がんにかかったら

ほとんどのがんは、すぐに悪化しません。慌てると判断を間違ってしまいます。ステージⅢ前のがんはなおさらです。

大事なのは、がんだと告げられたときに、病状を把握し、どのような治療を行うのが一番適切かを判断できる「自分」を持つこと。気持ちが体の状態に大きく作用することを忘れてはいけません。とにかく、いったん落ち着きましょう。冷静になって、心の安定を迎えるのが最優先です。そのうえで、どのように治療をしていくかを考えて、実行するのみです。

抗がん剤や放射線治療につらく苦しい副作用があるのは、多くの方がご存じだと思います。抗がん剤はがん細胞を撃退しますが、同時に健康な細胞までやられてしまいます。間違って使用すると、治るどころか体力も免疫力も弱って、病と闘えない体になってしまいます。がんを告知されると、抗がん剤や放射線などの医療を行う人が大半です。かえって、それが命を縮めてしまうことになりかねません。

抗がん剤治療や放射線治療の副作用で苦しみ、日常生活を送るのが厳しくなったらつらいのは自分です。吐き気や味覚の変化、体のあちこちが痛いなどの苦痛があれば気分も塞ぎます。そうなると気力でなんとかしようとしても、どうすることもできなくなります。自由に動けて、おいしく食べられる、元気に生きることがなによりの幸せです。

もちろん、まだ充分に体力がある初期のがんであれば、手術で切除することにも大きな意味があります。そのうえで適切な療養生活を送れば、抗がん剤を使用するよりクオリティ・オブ・ライフ（生活の質）が上がるうえに、体にとってもいいでしょう。

まだ生きていきたいのなら、焦らない、慌てない。人間はすぐれた自然治癒力を持っています。それを最大限に高めるのが大切です。そのためには過労状態を避け、充分に休養をとることです。

最近は働き盛りの人のがんが増えています。療養と仕事を両立させるのは大変です。理想的な状態には必ずしも持っていけないかもしれませんが、できることなら、次のようなライフスタイルを目指してもらいたいと思います。

①仕事を軽くし、充分な休養をとる。仕事量の理想はそれまでの3分の1。一日3時間くらいが適切。
②一日に8時間以上、睡眠をとり、熟睡できるように工夫する（夏は乾燥して気温が低い避暑地で過ごすのも有効）。
③マッサージ、鍼灸療法などで、体の毒素を散らす。
④源泉温泉に入り、体を芯から温める。週2回、入れたらベスト。

⑤がんを転移させないために、がん因子を取り除く。ストレスを遠ざける。
⑥栄養バランスのよい食事を心がける。食べ過ぎは禁物。
⑦汚血（がん因子、炎症因子、累積した化学薬品などの異物）を排出する。
⑧体に合った漢方薬を服用する。
⑨化学薬品や健康食品を常用しない。食品添加物、化学調味料、防腐剤など加工食品に含まれているものを体に取り込まないようにする。
⑩外科手術はなるべく受けない。
⑪瞑想《めいそう》などを生活に取り入れ、心を安定させるよう修養をつむ。

がんをはじめ、病気にかかったときは、生活習慣や食生活を見直し、改善していく患者自身の覚悟にかかっていると言っていいでしょう。医者の言うままに抗がん剤や放射線治療をする前に、どのような副作用があり、治療するとどのようになるかを勉強してほしいものです。

薬や手術で治るのならば、みんな治っているはずです。それよりも、今までの生活の何が悪い影響を与えたのか、何を変えれば自然治癒力が増し、細胞を活性化できるのか。まずは落ち着いて、それまでの生活を見直していただきたい。そして穏やかな気持ちで、これからどういう生活を選択していくのか、冷静に考えることが大切です。

がん因子とがん細胞は違う

検査の結果、がんが発見されたとします。初期であれば、手術をして取り除けば、ある程度は治るでしょう。しかし「がん因子」は、全身に回っている可能性があります。

では、がん因子とは何か。がん因子とがん細胞はどう違うのかを説明します。がん細胞がどうやって生まれるかは、先ほど説明したとおりです。しかし、突然変異を引き起こして細胞をモンスター化させてしまう因子は、さまざまな種類があり、体のあちこちに存在しています。

がん因子とは、わかりやすく言うと、細胞を突然変異させてしまう毒素です。なかでも最大のがん因子が、がん細胞が出す分泌物です。

がん細胞は、自分の勢力を拡大するために、たちの悪い分泌物を生み出します。その分泌物には、正常な細胞分裂を阻止して狂わせる「わざと間違えた情報」という目に見えない毒も含まれています。これはかなり強力な悪さをします。ですから初期のがんであれば、まずはがん細胞を手術で取り除くのは正しい判断だと思います。そのうえで体内に回っているがん因子や発炎因子、化学薬品の蓄積による毒物など、自然治癒力を阻害する異物を体外に出します。がん因子となる発がん性物質をなるべく体に入れないことも、大きな意味があります。

食品添加物などの化学物質、化学薬品、タバコ、過度の飲酒などは避けるべきです。排気ガスや大気汚染が気になる地域や、塗装をするときは、小さな粒子を通さないマスクを利用するのもいいでしょう。テレビ、エアコン、電子レンジ、パソコン、スマートフォンなどからは、電磁波が発生しています。これらもできるだけ使用頻度をさげたいものです。

がん因子は体内の隅々、すべての臓器に入り込んでいます。脳にも入り込んでいるはずです。それらが再発や転移に大きくかかわっていると考えられます。

しかしこの因子は、化学療法や放射線療法では消えません。

わかりやすくたとえると、がん細胞は暴力団の親分、がん因子は子分のようなものです。手術で親分であるがん細胞を排除しても、散らばってあちこちに身をひそめている子分は捕まえていませんから、どこかで再び悪さをする機会を狙っています。そして、親分になりそうな細胞と手を組んで、また新たな組織を作ろうとします。

つまり、がん因子が体内にあることは、再発を誘発する可能性がある、ということ。ですから、再発や転移を防ぐためには、がん因子を取り除く必要があります。

がん因子は血液中、リンパ節のなかにだけあるのではなく、結合組織、内臓組織、大関節にもたくさん存在しています。がん因子をまめに取り除けば、転移、再発の予防になります。そのためには、汚血を取り除くことです。これはいわば子分を一掃する、浄化作戦のようなものです。

汚い老廃物は体にとって最大の異物です。それらを取り除いて体内をきれいな状態にすれば、血液もリンパもよく流れ、循環がよくなり、自己免疫力も高まっていきます。自分の体を自分でよくするのです。

がんを生活を見直す機会ととらえる

人間は生きていくと、必ず苦労があります。苦労に直面すると、そのストレスが体に打撃を与え、がんが芽生えやすくなります。

がん細胞が増殖を始めたのに、知らずに無理して働き過ぎると、がんの成長を助けることになってしまいます。そして、ますます体力は衰えていきます。これでは、がんの味方をしていることと同じです。

あなたは頑張っているのに、それががんの成長を手助けしていては意味がありません。病魔が成長し、大きくなってしまったら、がんに負けてしまいます。間に合う段階で、切り替えることが大切です。

お金儲《もう》け、遊び、働くことのどれもほどほどにしなければ、病魔に負けます。

だから休養が一番必要になるのです。熟睡も大事です。

ちょっとした旅行や転地療養などで、気分転換するのもよいでしょう。とにかく、休養して体力をつけなければいけません。

眠れないからと寝酒を飲む人がいます。また、睡眠薬や睡眠導入剤、精神安定剤を服用して眠る人もいますが、自然に眠れる環境を作ることを考えてほしいのです。

何度も言っていますが、薬は石油から作られます。自然界のものではありませんから、体は薬を異物と判断します。長い目でみると、それもがん因子となり、がんの味方をしてしまうことになりかねません。

生活習慣、食生活を変えると体は変わっていきます。がんに勝つためのよい方法は、患者自身にあります。急がず、安らかな気持ちを取り戻し、心を調整して、ゆっくり闘い方を考えるのです。

がんが見つかると、あたかも「人生の終わり」と思ってしまう人が少なくありません。しかし、実は終わりではなく、「療養生活の始まり」です。

それまでの人生が「無理をしてでも、ひたすら頑張る」だったとしたら、なんのために生きるかを考え直す機会ととらえましょう。

偏った食生活、不規則な生活、過度の飲食などで体を痛めつけていた人は、反省して、生活を改めましょう。

がんは老化と生活習慣によって生じる病気とも言えます。食事、仕事の仕方など長きにわたって続けた習慣で、病気が作られるのです。

長い間、偏った食生活をすると、内臓の病気になります。それが時間が経つにつれ、潰瘍、もしくはがんに変化していくことがあります。

睡眠が不規則だと脳や心の病になりやすく、仕事のし過ぎや遊びの習慣は、肝臓の異変につながります。肝臓に問題が起きると、やがてがんになる確率が高くなります。がんを防ぐためにも、がん患者ががんに勝つためにも、生活習慣を変えなくてはいけません。

後悔をしても、前には進めません。終わったことは仕方ありませんから、前を向くのみです。これからの生活を考えましょう。

がんは残念ながら現段階では全世界の名医でも闘えない病です。先端の化学療法で命を短くするのではなく、より長く、しかも幸せに楽しく過ごせるようにしたいものです。

第4章

汚血をためないためにはどうすればいいか

現代人の食生活から「毒」が体内に入る

第1章で述べたように、ほとんどの病気が体内にたまった毒素からなる汚血によって起こります。ですから汚血をためないためには、なるべく毒を体内に取り込まないことが大事です。

毒素の元になるものはいろいろありますが、毎日口から入る食物は、なかでも大きな割合を占めると考えたほうがいいでしょう。中国に「病は口より入り禍《わざわい》は口より出ず」ということわざがありますが、そのくらい食べ物は重要です。

私たちが口にしている野菜などの農産物には、大量の農薬や化学肥料が使われています。肉や養殖魚には、成長を早めるためのホルモン剤や病気を防ぐための抗生剤を混ぜたエサを食べさせ、それが肉のなかに残存しています。ですから肉や養殖魚を食べると、それらの化学薬品を体内に入れることになります。

自然界で捕れた魚介類にも、食物連鎖によって環境ホルモンや発がん性のあるダイオキシンなどが蓄積していくことが知られています。このように食材そのものに「毒」が含まれている可能性が高いのが現状です。

加えて私たちの食生活には、加工品がたくさんあります。加工品には防腐剤、酸化防止剤、ハムなどに使われる発色剤など、さまざまな薬品が使われています。大きな工場で大量生産され、各店舗に配送されている惣菜《そうざい》類にも、なにかしら添加物が使われています。

家で調理をする際、野菜を切って時間が経ったら、切り口が茶色くなってしまった経験は誰にでもあると思います。これは細胞の断面が空気に触れ、酸化するために起こる現象です。しかし、お惣菜として売っているサラダ類は、切ってから時間が経っているはずなのに、切り口が茶色にはなっていません。なぜなら、酸化防止剤が使われているからです。

日本人の食生活を大きく変化させたのが、ファストフード店やコンビニ、ファミリーレストランです。これらの店で提供される料理は、材料、調味料、添加物など何が入っているのか、本当のところはわからないという不安があります。ファミリーレストランでは、店では温めるだけですむよう、ほとんどの調理は工場で行われ、冷凍、真空パックなどの形で保存されていますから、添加物や保存料が使われている可能性が大きいのです。味の劣化や変質、食中毒の事故を防ぐためには、ある意味やむをえないのでしょうが。

これらの農薬や化学肥料、ホルモン剤、抗生剤、食品添加物などは、実験によって、この量までなら人間の体に悪影響を及ぼさないとされる使用基準が設けられています。しかし、これらの基準は、あくまで一度に摂取しないかぎり大丈夫というもので、長期間摂取し続けた場合の安全性は「おそらく大丈夫だろう」という予測にすぎません。しかも複数の化学物質が体内で蓄積した結果、どのような反応や相互作用が起きるかは、解明されていません。

こうして私たちは、毎日の生活で、気づかないうちに体に毒をどんどんため込んでいます。その毒はいつしか体のなかで限界量を超えて、さまざまな病気の原因となります。

食べ過ぎや美食の弊害

食生活の変化とともに急増してきたのが、生活習慣病です。最も代表的なのが、糖尿病でしょう。

糖尿病には、インスリン依存型とインスリン非依存型の2つのタイプがあり、日本人の糖尿病患者の多くはインスリン非依存型です。インスリン非依存型の糖尿病は、過食や運動不足が大きな原因とされてきました。そのためかつては「ぜいたく病」と呼ばれ、中年以降の男性の病気というイメージがありました。ところが食生活が豊かになるにつれ、糖尿病が低年齢化し、今では10代の若者や小学生にも広がっています。

糖尿病は、遺伝的因子も大きいと言われています。しかし、生まれながらに悪因子を持っていても、悪因子が動き出さないような節制した生活をしていると、糖尿病にならずにすみます。悪因子を持っている人が、過食や運動不足などで毒を体内にため込むと、悪因子が働いてしまいます。

人間の体は、生体の維持に必要な酸素や栄養素を外部から摂取、吸収し、体のなかでエネルギーに変えて、代謝によって生まれた廃棄物は排泄しています。この摂取と排泄のバランスがとれているのが、体にとっては最も無理のない状態です。

酸素は呼吸によって、鼻や口から取り入れます。運動などで体内で大量の酸素が消費されると、呼吸が激しくなり、大量の酸素を取り入れようとします。

逆に安静にしているときや睡眠時など、酸素の消費量が少ないときには、呼吸はゆっくりとなり、取り入れる酸素の量は少なくなります。そして、代謝によって生まれた二酸化炭素の排出量は、取り入れた酸素の量と比例します。

食べ物の場合も、摂取量と消費量、排泄量のバランスがとれている状態が最も理想的です。摂取した量に比べて消費、排泄が少なければ、カロリーオーバーとなり、それが続くと肥満や糖尿病のリスクが高まります。

量だけではなく、質も問題です。なかでも気をつけたいのが、たんぱく質や脂肪の取り過ぎです。

たんぱく質を過剰摂取すると、消化・吸収されなかったたんぱく質が腸内の悪玉菌のエサになり、悪玉菌を増殖させ、腸内環境が悪化します。悪玉菌が増殖すれば、腸内では腐敗が進み、便通も悪くなり、悪玉菌が排出する毒素が腸から吸収され、大腸がんや腎臓障害、皮膚病などの原因になりかねません。

1908年にノーベル生理学・医学賞を受賞したロシアの動物学者・微生物学者のイリヤ・メチニコフは、大腸内の細胞が作り出す腐敗物質こそが老化の原因であるという「自家中毒説」を提唱しました。近年、腸内細菌や腸内フローラに注目が集まっていますが、メチニコフは100年以上前に、すでに腸内の毒素について看破していたのです。

脂肪分の過剰摂取も、肥満を招くだけではなく、アレルギー体質や多くの病気の原因になります。動物の内臓や白子、魚卵、鶏卵、乳製品なども、とり過ぎるとアレルギー体質を招く危険があるので、気をつけたほうがいいでしょう。

汚血をためないためには、理想を言えば、野菜や豆類、雑穀などを食生活の中心にし、たんぱく質は旬の魚をお勧めします。できればシンプルな調理法で、素材に手を加え過ぎないほうがいいでしょう。

台湾にいた頃の私は、医学の勉強もしていませんし、健康にも気を使っていませんでした。食事は脂っぽい肉料理が中心で、病気を引き起こす可能性の高い牛肉や羊肉、野生動物の肉を好んで食べていました。

私が以前、多発性関節炎に悩んでいたのは、食生活の乱れによるところが大きいと思います。後に自分の間違いに気づき、自ら調合した薬草茶などで治すことができましたが、食生活は大事だとつくづく思います。

健康を保つには、食生活の見直しが必要です。その基本となる次の3点に留意してください。

①食生活の質を見直し、なるべく「毒」となるものを食べない。
②食べ過ぎに注意し、たんぱく質過多、脂肪過多にならないよう気をつける。
③排泄する量を多くするため、水分を充分にとって尿の量を増やし、食物繊維を意識してとって便通をよくする。

自然治癒力を上げる

病を治すのは自然治癒力です。人は生まれながら持っている生命力と、自然治癒力という原動力のおかげで、生き続け、病を乗り越えることができるのです。自然治癒力がなくなったら、人は病気を乗り越えられず、場合によっては死に至ります。

もちろん薬草や漢方薬も、病気を防いだり、治す助けになりますが、実際は患者本人の生命力、自然治癒力で治したのです。

体の違和感や痛み、かゆみは、「このままにしておくと健康を害しますよ」という体の声です。痛みやかゆみ、違和感で、病気に向かいつつある状態を教えています。もし、そういった体の声が聞こえたら、すぐに健康を取り戻すためのケアが必要です。正しくケアをすれば、人には誰にでも自然治癒力がそなわっていますから、元気になります。

どのくらい自然治癒力があるのか、ひとつの目安が、「快眠」「快食」「快便」です。臓器が正常に動くために必要なものを食べて、栄養を摂取し、いらないものは出す。この基本的な働きがうまくいっているかが、健康のバロメーターです。

体は生きた細胞からできているので、毎日、必要な栄養素を与えないと、正常に働かなくなります。しかし、どんなに食べても正常に働かなければ故障です。つまり細胞がなんらかの炎症を起こしていると考えていいでしょう。炎症があると、細胞は消耗し、その状態が長時間にわたると細胞が傷つき、壊れていきます。

自然治癒力には、体にたまった毒素を排泄する力があります。ですから自然治癒力=生体の排泄機能と言い換えていいかもしれません。

排泄機能を担っているのが、腎臓、膀胱《ぼうこう》、腸、皮膚です。自然治癒力を高めるためには、できるだけ老廃物や異物を体内に入れないと同時に、体外排泄機能を高めればよいのです。

では、自然治癒力を養うためにはどうしたらいいのでしょうか。

まず、一番必要なのは「休養」です。毎日の疲れは、早いうちに回復させ、蓄積させないことが重要です。なにより家でゆったりと過ごす時間を持ち、充分に睡眠をとって心身を癒やすことが、自然治癒力を養う第一歩です。無理は必ず体を痛めます。

病気は自分の体力や気力など、器を超える仕事をして、一生懸命に働いた代償として発症します。人間にとって最も理にかなった生活は、「日が昇って働く。日が沈めば休む」です。これができれば理想的ですが、現代社会では労働時間帯はさまざまで、昼も夜も働く人も多く、昼夜が逆転している人もいます。

帰宅してもゲームをしたり、パソコンを使ったり、いつ休んでいるのかわからない人も増加しています。若いときは体力もあるので、そうした生活をしていても、ある程度は回復するかもしれません。しかし年を重ねるにつれ、回復も遅くなり、疲労が蓄積して病気の元を作っていきます。

健康を維持するためには、なにごとにおいても、「過ぎる」を避けるべきです。生活習慣病も、そのほとんどが「過ぎる」ことが原因で病状を悪化させています。たとえば糖尿病は「食べ過ぎ」による「太り過ぎ」が血糖値を上げ、病気を引き起こします。アルコール性肝炎は、「飲み過ぎ」が原因です。

そのほか、働き過ぎ、疲労のたまり過ぎ、栄養のとり過ぎ、遊び過ぎ、セックスのし過ぎ、すべてが病気につながります。「過ぎる」と体力を消耗させ、抵抗力や自然治癒力が落ちてしまうからです。

昔に比べ、現代は社会が複雑になり、生活のスピードは格段に速くなりました。SNSの普及で、すぐにレスポンスをしなくてはいけないし、出張もよほど遠くない限り日帰りが主流です。忙し過ぎるためにストレスがたまり過ぎ、その解消のために、飲み過ぎたり食べ過ぎたりもする。そんな生活を送っている人も、少なくないはずです。

なにごとにおいても、ほどほどが一番です。仕事も遊びもほどほどにし、疲れがたまったら適度に休む生活を送っていれば、体も心もそれほどむしばまれることはないはずです。

質のいい睡眠は万薬の長

先ほど「病は口より入り禍は口より出ず」という中国のことわざを紹介しましたが、私の実感だと、「病は40パーセントは口から入り、60パーセントが過労による」といったところでしょうか。「休養は一番の良薬、よく休養すること」とは、昔からよく言われています。休養は健康で長生きするためには必要です。なかでも質のよい睡眠、充分な睡眠も、健康を維持するために欠かせません。

私のクリニックにくる患者さんもそうですが、30歳から60歳の人は、10人中9人が睡眠不足と言ってもいいでしょう。みなさん仕事も大変だし、家事、子育て、プライベートライフのため、寝る時間を削っているのが実情です。

総務省統計局の統計によると、日本では男女ともに、45～49歳の年齢層の睡眠時間が最も短く、男性では7時間18分。女性は6時間48分しか眠れていません。そしてほぼ同じ睡眠時間が59歳まで続きます。

ほかの資料によると、海外での平均睡眠時間は、フランスは8時間50分、アメリカは8時間38分となっています。世界的にみても、日本人は睡眠時間が少ないと言えます。

ここ最近、毎日の睡眠不足が蓄積された状態を「睡眠負債」と呼ぶようになり、その危険性が指摘されています。たとえわずかな睡眠不足でも、それが借金のようにたまり、がんや認知症などのリスクが増える、というのです。

睡眠時間が短いだけではなく、質がよくない人も多いようです。寝つきが悪く、なかなか眠れない。3時間ぐらい眠ると目が覚め、トイレに起きた後はなかなか眠れない。そんな声もよく聞きます。日々のストレスが多い人ほど、その傾向が強いようです。

またスマートフォンやパソコンの普及で、寝る直前まで画面を見る人が増えたことも、不眠の原因と言われています。目から光が入るために交感神経が優位になり、眠るために必要な副交感神経が働きにくくなるのです。

眠りの質が悪いと、朝スッキリ目覚めず、起きた後に疲労感が残ります。不眠の連鎖が続いて、睡眠負債がたまると、憔悴《しょうすい》するのが早まり、免疫力も下がっていきます。

70歳以降の高齢者の間でも、「熟睡できない」と訴える人の割合が高くなっています。本来、70歳を過ぎたら、夜は8時から9時の間に眠り始めて、朝6時に起きるサイクルができあがるのが、健康的である証拠とも言えます。ところが最近の高齢者は、病気や老後の家計の心配などでストレスが多いのか、眠りが浅い人が多いようです。

充分な睡眠が病気の予防になり、回復へとつながります。年を重ねるほど眠れず、睡眠時間が少ない人は、多病の悪循環に入っていきます。その結果、寿命を縮めかねません。75歳以上の人が、連続3ヵ月ぐらい充分な睡眠がとれないと、次の3つの赤信号が点《とも》ります。

①がんや脳梗塞の発症率が高くなる。

②認知症の発症リスクが高まる。

③皮膚のトラブルが出て病院に行けば、老人性皮膚掻痒《そうよう》症と診断される。たとえかゆみ止めの薬を出されても対症療法で一時的にかゆみがおさまるだけ。したがってかゆみは増すばかり。かゆみが気になり、夜も眠れず、悪循環となる。

誰もが望んでいるのは健康です。睡眠時間が充分にとれていないと、とくに高齢者には致命傷になります。充分な時間、熟睡することが健康体の維持につながり、元気で長生きする秘訣です。これが一番肝心です。

できれば毎日8時間以上、質のいい睡眠をとりたいものです。充分な睡眠がとれると、疲れも回復し、食事もおいしく食べられます。病気になるリスクも下がり、健康寿命を延ばすはずです。そのために必要なのは、静かに心を落ち着かせ、肉体を弛緩《しかん》させること。好きな音楽を聴くのもいいでしょう。また、リラックスのために好みのアロマを焚《た》いたり、ハーブティーを飲むのも効果があるでしょう。入浴も体が温まるので循環がよくなります。とくに心がけてほしいのは、寝る前の1時間はスマホやパソコンを見ないことです。

老化を遅らせる方法

健康な人間なら、たとえ疲れても一晩よく休めば、ある程度は元気になります。何日か休んでも元気にならないとしたら、細胞が老化して回復できないからです。それは、細胞がなんらかの炎症を起こしている可能性があります。炎症を起こすと、体力も消耗してしまいます。だから元気が出ないのです。

病を修復するには、今まで説明したとおり、人間が本来持っている生命力や自然治癒力が必要です。中国医学の言葉で言うと、五臓六腑が働くことによって生まれる力です。

しかし五臓六腑は、60年間ぐらい使うと衰弱していきます。つまり、老化です。体内の老廃物を排泄する力が衰えていきます。

健康であれば、尿、便、汗、痰などによって、毒素は排泄されます。排泄の力が強いということは、生命力が充分にあるとも言い換えられます。しかし細胞が老化し、衰弱していくと、体内の毒血や毒素、がんの因子、悪いたんぱく質などを排泄できなくなります。

細胞が老化しているかどうか、その目安となるのが爪の状態です。爪が軟弱になって割れやすくなってくると、老化の始まりです。

体の変化が現れやすいのは50歳前後です。50歳まで規則正しく生活をし、適度な休養や睡眠時間をとり、暴飲暴食をつつしみ、栄養のバランスもよく、ストレスが少ない生活をした人は、60歳以降も元気で健康に過ごせます。

ただ現代社会では多くの人が過労気味で、慢性的な睡眠不足の人も少なくないでしょう。その結果、60歳を過ぎ、ようやく忙しさから解放されたとき、体になんらかの不調が生じる場合もあります。それまで体を使い、ときには酷使してきたのですから、不具合が出てもおかしくないでしょう。

また家族のこと、仕事のこと、お金のこと、老後のこと、病気のことなど、生きていれば心配の種はつきません。心配すれば、それがストレスになり、体の免疫力が低下します。その結果、病気にかかりやすい状態になっていきます。

心臓病やがんなどの病気になると、どうしても気がめいり、さらに免疫力が落ちていきます。このように60歳あたりからさまざまな悪因子が重なって悪循環となり、ドミノ倒しのように次から次に悪いほうに進んでいきます。

ただ、自らの生活を反省し、改善すれば、まだ間に合います。規則正しい生活をし、充分に休養をとり、食生活に注意して適度な運動を心がけるだけでも、健康寿命はかなり延びるはずです。

繰り返しになりますが、老化を防ぐには、体に毒をためない生活を心がけることが肝心です。そのためには、とにかく次の4点が基本です。

①規則正しい生活をし、過食をつつしむ。

②化学薬品をとらない。
③充分に休息をとる。
④ストレスをためない。そのためにはくよくよしない。

それに加えて、体を適度に動かすこともお勧めします。

適度に体を動かす

毒素の排出機能を上げるためには、適度な運動も大事です。人間の体は、動かすことで心拍数が上がり、血流を全身に巡らせる力を強くする仕組みを持っています。血の巡りがよくなれば、気の流れ、水の流れもよくなります（「気」と「水」の流れについては次の第5章で詳しく説明します）。

じっと家にばかりいて、パソコンや携帯電話を使用していると、肩や腰が痛くなるはずです。それは動かないために血液循環が妨げられ、体内に異物が蓄積している証でもあります。

運動をして血流がよくなると、栄養素や酸素が体の隅々にまで行きわたり、エネルギーが活発になります。代謝物も血液によって運ばれ、排出するので、体内にたまりにくくなります。軽く汗をかくと、体内の異物を排出するので、積極的に体を動かすように心がけるとよいでしょう。

適度な運動をしていると、体が丈夫になって、風邪をひきにくくなると言われています。運動をすれば体力がつき、免疫力が高まって、ウイルスなどを撃退する力が強くなるのは事実ですが、それだけではありません。運動によって汗をかいていることが重要なのです。日常的に汗をかくと、汗とともに毒が排出され、毒がたまりにくい体になるのです。

また運動には筋肉量を落とさないという大事な目的もあります。筋肉が減ると代謝力が低下し、血流も悪くなります。すると、汚血の渋滞が起きやすくなるのです。

ただし、なにがしかの病気を持っている人は、ジムなどのトレーニングでは心臓に負担がかかり過ぎ、逆効果になる場合もあります。まずは歩くことから始めましょう。歩くだけでも代謝がよくなり、気分転換にもなります。姿勢を正しくして大きく手を振って歩くと、自然と大股になり、運動量も増えます。体力や疲れ具合に応じて歩き方を変えるのもいいでしょう。

軽いストレッチや体操で筋肉に刺激を与え、ほぐすだけでも、血行がよくなり、肩こりや腰痛が改善されます。毎日、負担がない範囲で体を動かし、うっすらでもいいので汗をかくことが大事です。汗をかくと、気持ちもスッキリして、寝つきがよくなります、

中国医学では、病気の予防法や病後のリハビリとして、太極拳や気功が勧められています。体を動かすと新陳代謝が活発になり、さまざまな機能が高まるからです。太極拳は簡単そうに見えますが、ゆっくり動くのは、かなり大変です。体幹も鍛えられ、呼吸も深くなります。みなさんも、中国人の高齢者が公園などに集まって、太極拳をやっている映像を見たことがあるでしょう。体を動かしつつ、いろいろな人とコミュニケーションもとれるので、ついつい引きこもりがちな高齢者にとって、とてもいい機会なのです。

また、汚血の渋滞のせいで足腰に痛みが出たり、足腰が弱って自由に動けなくなると、日常生活を送るうえで大変困ります。そうならないためにも、意識して体を動かすようにしてください。行きたいところに自由に行け、歩けることは、精神衛生上も重要です。

ときどき環境を変える

生活の環境を見直すことも役立ちます。アトピー性皮膚炎で苦しんでいる人のなかには、転地療養を思い立つ人も少なくありません。とくに小さな子どもがアトピーで苦しんでいる場合は、親が少しでも空気や水がきれいで、環境のいいところに行けば、症状がよくなるのではないかと考え、海辺や山間に引っ越す人もいます。

それまで都会で暮らしていた人が、田舎に引っ越すのは並々ならぬ苦労があるかと思います。それでも子どもを思う親心が決心させるのでしょう。

実際、転地したことで症状がよくなるケースはかなりあります。排気ガスや煤《ばい》煙《えん》などの有害物質にさらされなくなるからと言われていますが、確かにそのとおりかもしれません。

しかし、それだけではなく、環境も生活も変えることが、効果を上げるのだと思います。

なかでも大きいのが、食生活の変化かと思われます。地元の新鮮な食材が手に入るようになると、加工食品を使うことも減るでしょう。また、時間に追われ、人間関係がぎすぎすしがちな都会から離れれば、ストレスも減ります。

もちろん、みんながみんな転地療養ができるわけではありません。ただ、今なにも病気を持っていない人も、意識的に生活のなかに「自然」を取り入れるのが大事だと思います。

週末を利用して、山間の温泉に行くのもいいでしょう。温泉は体を芯から温めるので、健康のためにとてもいいです。小旅行が難しければ、緑の多い公園を散歩する。歩きながらときどき深呼吸をして、鳥の声に耳をすませる。そういう時間を持つことで、人間の五感は研ぎ澄まされていき、心身のバランスもとれます。

すると、自分にとって何が「過ぎる」状態か、きっと気づくはずです。

ただ、毎日時間に追われる生活は、百害あって一利なしです。ときには立ち止まる、違う環境に身を置いてみる、というように自分の体と心の声を聞いて、見直しましょう。

第5章

なぜ東洋医学なのか

全体をみる中国医学

第2章で述べたように、西洋医学は目の前にある症状と検査データから病名をつけて治療していきます。病気になったら、その原因であるはずの臓器や細胞の不具合を検査によって明らかにし、それを化学物質である薬によって正常に戻すのが基本です。必要があれば、そこに手術が加わります。

言い換えると、西洋医学は人体という複雑なものを要素に分解し、機械論的に診断をし、治療する医療方法です。

一方、中国医学は、西洋近代医学とは異なり、全体をみて治療を行います。複数ある症状を「証」という概念でとらえ、治療方針を決めるのです。「証」は、一人ひとり違います。たとえば「お腹が痛い」という共通の症状があっても、その人の「証」に合わせて治療方針は異なります。

また中国医療では、人間が本来持っている自然治癒力を高めることを重視しています。

植物や動物、鉱物などの天然物を使う生薬も、伝染病など緊急の症状で即効性が求められる場合以外は、基本的には自然治癒力を高める目的で使われます。

現存する中国最古の医学書『黄帝内経《こうていだいけい》』が書かれたのは、約2200年前の前漢時代です。つまり、それ以前にすでに体系的な医学・薬学が存在していたと考えられます。

中国医学の古典として今も重要視されているのが、3世紀頃、後漢末期から三国時代にかけて張仲景《ちょうちゅうけい》が編纂《へんさん》した『傷寒論《しょうかんろん》』です。伝染性の疾患に関する治療法も書かれており、今も私たちがよく目にする「小青竜湯《ショウセイリュウトウ》」「小柴胡湯《ショウサイコトウ》」「葛根湯《カッコントウ》」などの処方も、この書に記されています。

日本には7世紀、飛鳥時代に中国医学が伝わり、その後も断続的に中国から当時の最新の医学を取り入れています。やがて日本独自の発展を遂げ、「漢方医学」と呼ばれるようになりました。

ところで「五臓六腑」という言葉ですが、これは『黄帝内経』にも登場します。五臓とは肝、心、脾《ひ》、肺、腎の5つ、六腑とは大腸、小腸、胆、胃、三焦《さんしょう》、膀胱の6つです。

ただしこれは現代医学における解剖学的な臓器そのものをさしているのではなく、精・血・気をどうつかさどっているかという機能も含めての概念です。そのため該当する臓器の役目はもちろん、精神への影響、全身とどうつながっているかなど、有機的にとらえられています。

五臓六腑の概念は、陰陽五行説ともつながっていますが、話が哲学的になり過ぎるのでここまでにします。

ちなみに三焦とは、横隔膜より上部の「上焦」、横隔膜からへそまでの「中焦」、へそから下の「下焦」の総称です。

五臓六腑の働きを整え、病を治療するためには、鍼灸、漢方薬を用いた療法、推拿や指圧などの手技療法、気功法や太極拳などの運動療法など、さまざまな技術があります。「医食同源」という言葉で知られるように、食事による養生の知恵も集積されています。これらを組み合わせて病気を予防し、たとえ病気になっても、その人の全体をみて、根本的に体の状態を変えていくのが中国医療の基本です。

なかでも鍼の歴史は古く、石器時代にはすでに石片を用いた原始的な鍼治療が存在していたと言われています。

やがて動物の骨を用いた骨鍼、竹鍼、陶器の破片を用いた陶鍼などが行われるようになりました。

春秋戦国時代（紀元前770年～紀元前221年）には、現在使われているような金属の鍼が作られました。

鍼治療と深い関係があるのが、「経絡《けいらく》」です。中国医学では、人間の体には経絡と言って、気や血、水などの通り道があると考えられています。気や血、水の通りが滞ると、さまざまな病が生まれます。その通り道の滞りを改善してくれるのが、鍼による治療です。

中国医学にも、外科的手法で病巣を取ってしまおうという、現在の西洋医学の外科手術に共通する発想がなかったわけではありません。しかし、鍼灸の技術の発達により、外科的手術をしなくても治療できるケースが増え、いつしか手術はあまり行わなくなりました。

病巣を局所的に治療する対症療法ではなく、体のなかから全身の状態をよくして病気を治すという基本的な考え方があったうえ、鍼灸が発達したことにより、手術の必要がなくなったのです。

漢方薬と化学製剤の違い

後漢時代（25年～220年）に記された『神農本草経《しんのうほんぞうきょう》』には、365種の生薬がまとめられており、今も漢方薬治療の基本となっています。365種のうち、植物由来のものが252種、動物由来のものが67種、残りの46種が鉱物薬です。『神農本草経』の特徴は、365種の生薬を「上品《じょうほん》」「中品《ちゅうほん》」「下品《げほん》」の3つに分類している点です。

「上品」は生命を養い無毒で、長期間服用してもかまわないもの。甘草《カンゾウ》や朝鮮人参などが含まれ、薬のなかで最も位が高いとされています。

「中品」は体力を養い、使い方次第で有毒にも無毒にもなるもの。病気を予防し、疲労回復を助けます。葛根や婦人科でよく使われる当帰《トウキ》や芍薬《シャクヤク》がこれに含まれます。

「下品」はいわば位の低い「召使い」に相当するランクの薬で、有毒なので長期間服用してはならず、病気になったときに使うものです。

ここからわかるように、中国医学では3000年以上も前に、使用する際の危険度に応じて薬を分類していたのです。

漢方薬は、漢民族5000年の知恵の結晶と言っても過言ではありません。人体による臨床実験、臨床例を積み重ねてきた結果、集積されていった知恵です。

一方、西洋の近代医学では、生薬のなかにある多くの成分のうち、何が薬として作用しているのかを調べ、その有効成分と単離することから始まりました。そこから人工的に合成して得られた単一の化学物質を用いる方向に進んで行きます。

自然界に存在する生命体を丸ごと摂取する生薬と違い、あくまで石油から作った人工的な化学物質である西洋医学の薬は、本来、人間にとっては「異物」です。

そのため、体内からなかなか排出することができないので、体にさまざまな問題が起きるのです。

西洋医学の化学薬品は、対象となる症状や体の部位にピンポイントで効き目を発揮するように作られています。

一方、漢方薬は体全体に作用し、結果として病状を緩和し、病気を治す働きがあります。そのため漢方薬と化学薬品では、同じ効果を持つ薬でも、体への作用の仕方が違います。

たとえば風邪などの際に使われる解熱剤は、化学薬品にも漢方薬にもあります。化学薬品の場合は、熱を下げることに狙いが絞られているため、その副作用として体の機能が低下する傾向にあります。それに対して漢方の解熱剤は、体全体に作用して体の機能を高めて、結果的に熱を下げるのです。ある意味、逆のアプローチと言えます。

ただ、「漢方薬は体にやさしい」というイメージのみが先行しているため、誤解も生じています。そのひとつが、漢方薬は化学薬品に比べて、効き目がゆっくり現れる、というものです。

確かに漢方薬は、ある程度の期間、服用を続けることで体の機能やバランスを整え、自然治癒力を高めて病気を治すものが多いのは事実です。しかし解熱剤も含め、即効性のある薬もあります。実際、『神農本草経』の「下品」に分類されている薬は、緊急の際に即効性はあるけれど、長期間の服用はしてはいけないものも多く含まれています。

最近は西洋医学の分野でも漢方薬が見直され、漢方薬を処方する医師も増えてきました。ただ、西洋医学の医師は、漢方薬も目の前の症状だけをみて処方する場合が多いようです。

本来、漢方薬は、中国医学の診断法に基づいて「この人はこういった体質だから、こういう症状のときはこの薬草とこの薬草を組み合わせるといい」という見方をします。

ところが症状だけをみて、西洋医学的な対処を行うと、正しい処方がなされない場合もあります。

ですから、私のクリニックにやってくる患者さんのなかにも、「漢方薬を飲んでいたのですが、ちっともよくなりません」と訴える人が、少なからずいます。

本来、体の根本的な部分にアプローチできれば、漢方薬を飲んだ患者さんは改善されるはずです。

しかし、漢方処方に基づいた生薬の配合を、まるで西洋医学の薬のように加工して使用することが多いため、根本的に解決するどころか、その薬の成分が体内にたまってしまうようなことが起こっているのです。ですから私は、市販されている粉末状の漢方薬は勧めていません。薬草全体を使う方法が、最もよいと考えています。

健康の基本は三通にある

中国医学には、「三通」という概念があります。体を循環する「気《き》」「血《けつ》」「水《すい》」の三通の流れがスムーズであれば、健康は維持できる、という考え方です。

「気」とはわかりやすく言えば、エネルギーや生命力そのものと言ってもいいでしょう。日本でも日常的に「元気」という言葉が使われますが、これは生命活動の原動力が充実している状態をさします。「気力」がないというのは、気の通りが滞り、倦怠感がある状態です。「やる気に満ちている」ときには、疲れや体調不良を感じにくくなり、気力が失われると、風邪をひきやすく、体調を崩しやすくなる。これは、多くの方が実感しているのではないでしょうか。

気の流れが悪くなると、精神的に不安定になりやすく、自律神経のバランスが崩れるため、さまざまな症状が起きます。

　また四肢の動作や蠕動《ぜんどう》も悪くなるため、便秘がちになり、不整脈も出やすくなります。気の流れが悪くなると、血流も悪くなり、血栓などの原因になるとも考えられています。

「血」は血液循環に加え、血液の状態や造血機能の状態などをさします。血は生命を維持するための酸素や栄養を全身に運び、老廃物を回収する働きがあります。血の通りが悪くなると、細胞や組織はうまく働きません。また汚血がたまりやすく、体の不調の原因となります。

　最近「サラサラ血液」「ドロドロ血液」といった言い方がポピュラーになってきました。血液がドロドロだと、脳血栓や狭心症、脳梗塞になりやすいと言われていますが、この「ドロドロ血液」より、さらに悪い状態が「汚血」です。ドロドロで流れにくいばかりでなく、不純物、老廃物を含んでいます。

　血の流れは循環器だけではなく、消化器にもかかわっており、血の流れが悪くなると食べ物や有害物質の分解がうまくいかなくなります。その結果、毒素がたまりやすくなります。

「水」は体液のことです。体液には、リンパ液、細胞外液などがあり、体内を循環して関節の動きや体温調整も助けます。人間の体は80パーセントが水分で成り立っています。水の流れには水分とともに毒素を排泄する働きがあるため、水分の流れが滞ると、体に毒素がたまりやすくなって、肌が荒れ、湿疹などもできやすくなります。

「気」「血」「水」の三通は、単独で成り立つものではなく、お互いに密接な関係を保っています。気の流れが滞ると水の流れが悪くなり、水の流れが悪くなると、血の循環もうまくいきません。すると、気の流れがさらに滞ります。

この三通のバランスは、ちょっとしたことで崩れます。ストレスや疲労で免疫力が低下すれば、「水」の流れが悪くなり、「血」の巡りも滞り、「血色が悪い」状態になるのです。

筋肉が少ないうえに太っている人は、三通の通りが悪く、体内にかなり異物が蓄積しています。その状態のまま食事量を減らすと、血の流れが滞った状態なので、体は「栄養が足りない」と受け止め、食欲のスイッチを再び押してしまう。それがリバウンドです。

「気」「血」「水」のバランスがとれ、すべて滞らずスムーズに流れているのが、「健康」な状態です。三通の流れがよければ、病原菌が侵入してきても、すみやかに排出機能が働きます。ところが、排泄できない化学薬品などの異物が体内にあると、流れが滞ってしまいます。

三通の流れが滞ると、通常は排泄されるはずの余分な脂肪やたんぱく質が蓄積されていきます。ストレスや疲れもとれにくいし、自然治癒力も下がり、風邪をひきやすくなったり、生活習慣病にかかりやすくなります。その結果、今は病気ではなくても、いずれなんらかの病気になる可能性が高くなります。逆に言うと、三通の流れをよくすることは、健康維持のために欠かせません。

私のクリニックを訪れる患者さんには、三通の流れをよくするために15種の薬草類を独自にブレンドした「三通茶」を勧めています。「三通茶」には、体の代謝を活性化し、体内毒素の排出を促す作用があります。食事中やのどが渇いたときの水分補給に「三通茶」を飲めば、三通の流れが改善され、病気の予防や回復に役立ちます。

NAT鍼療法（New Acupuncture Therapy）の原理

以前にも述べましたが、私は西洋医学と東洋医学の両方を学んだ結果、汚血こそが万病の元だと考えるようになりました。

人間の体には、ほぼ隙間なく血管が張り巡らされています。太い動脈や静脈から毛細血管まで合わせると、地球を2周半回る長さになると言われています。老廃物や毒素を含んだ血液は、毛細血管の先のほうに流れていき、体表近くに集まります。

内臓や脳を勢いよく流れている血液は、酸素と栄養素をたっぷり含んでいますが、体表近くの末端の血管では、老朽化した赤血球や老廃物がたまりがちです。酸素もあまり含まれていません。それが、いわゆる汚血です。

体調が悪い人に血流が滞っている場合が多いというのは、いまや多くの人に知られている事実でしょう。その滞っている場所に滞留している血液が汚血です。汚血がたまりやすい場所は、前にも述べましたが、後頭部と頸椎の間、耳と目と咽頭の三角地帯、頭がい骨の空洞、背中、両脇下、肩甲骨の周辺、肩甲骨と胸椎の間、腰椎の両脇、骨盤の上部、大小関節の隙間などです。

なかでも背中は、汚血のタンクともいうべき場所。脊椎の両側や肩甲骨のまわりは、とくにたまりやすい場所です。汚血がたまっている人の背中は、微妙にでこぼこしています。へこんだところに汚血が蓄積しているからです。

このように汚血は体表近くに集まりやすいため、外から物理的に取り除くことが可能です。そのため洋の東西を問わず、民間療法として瀉血《しゃけつ》や蛭《ひる》に血を吸わせる療法がありました。中国医学では鍼で汚血を取る方法やカッピングなどの技術が存在していたわけです。

瀉血は古代メソポタミアやギリシャ時代から使われていた療法で、とくに中世ヨーロッパでは盛んに行われました。ただ瀉血では体表近くの汚い血を取ることはできるものの、奥のほうの汚血は取り除けません。ですから効果は限定的と考えたほうがいいでしょう。

中国では鍼を使って汚血を取り除く療法が何千年と続けられ、方法論も細かく示されています。応急処置としての瀉血法も確立しています。

私はそうした過去の伝統を踏まえつつ、40年間の臨床の結果、中国医療をもとに発展させ、より効果的に汚血を取り除くNAT鍼療法を発明しました。

NAT鍼療法のよい点は、すぐに治療でき、効果もすぐに現れることです。しかも薬はまったく使わないので、副作用もありません。ひとことで言うと、鍼灸療法と吸引療法をベースにした、効率的に汚血毒素を吸引して、体内から取り除く治療法です。

鍼灸の原理は、体内にたまっている毒素の塊を散らしてやっつけます。毒素は、内臓と脊髄の間、痛みを感じている場所、違和感を覚える場所、それらのすべてにたまります。

体内毒素は、生活していると知らず知らずのうちに硬くなり、ひそんでいます。それをまず散らす必要があります。

そのために役立つのが、運動をする、マッサージをする、鍼灸をする、という方法です。

しかし、鍼灸で何回やっつけても、散らされた毒素が体をぐるぐる回るだけで、病気の種類や症状によっては、根本的に治すことが難しいのも事実です。

患部に硬質ガラスをあて、中をポンプで真空にして皮膚に吸い付かせる吸角療法や吸玉療法も、中国医学の療法としてよく知られています。それら鍼灸や吸玉療法のよいところは取り入れ、さらに発展させ、病気の原因となる汚血を確実に体外に排出できるのがNAT鍼療法です。

NAT鍼療法では、カッピングの前に細い針を刺鍼します。刺鍼にはテクニックがあります。そのテクニックによって、無痛の刺鍼が可能になります。

ガラス製の吸引カップは、場所に応じて最も適した大きさのものを使います。背中の場合、20カップほど使い、真空機械の原理で汚血を吸引していきます。

体内にたまっている毒素を吸い取り、汚血を吸引して、老廃物を取り除く治療ですから、すぐに体が楽になります。危険性も副作用もないので、化学薬品を使う療法より安心です。汚血のせいででこぼこしていた背中も、1回でかなり平らになります。

個人差や病気の症状の違いから、何回NAT鍼療法を受ければ症状が改善するのか、回数には差が生じます。5、6回でほぼ改善することもあれば、20回ほど要することもあります。

一般的に初めての方は、まず週に2回、受けていただきます。その後、週に1回に減らし、月に1回、2ヵ月に1回と減らしていきます。最初に治療の間隔を詰めると効果が早く出ます。NAT鍼療法と並行して、補助漢方薬を用いるとさらに効果が見られます。

ＮＡＴ鍼療法というひとつの治療を行い、汚血を取り除けば、複数の症状や病気が改善されます。汚血を取れば、肌ツヤもよくなり、健康の維持も可能です。

ねばねばで黒ずんだ血の正体

ＮＡＴ鍼療法を施すと、黒っぽく光ったねばねばの血液が取れます。レバーのような汚血の塊が取れる人もいます。重い病気を患っている人は、間違いなく、ねばりの濃い、どす黒い血が体表近くを覆っているからです。ときには、白い泡状のものが取れます。常識的に考えても、純粋な血液に白い泡状のものが含まれているわけがありません。

経験値から言うと、医薬品の副作用から体調を崩している人と、慢性的な皮膚病の患者さんの体表近くは、ねばりの強い血で一面が覆われています。汚血をそのままにしておき、関節や骨髄の空間にたまると、さらなる病気を誘発する恐れがあります。

患者さんの許可をとり、汚血を大阪の専門機関で調べてもらったことがあります。その結果、細胞分泌物、脂肪、たんぱく質、ウイルスなどの有害物質、バクテリアなどが含まれており、雑物が多過ぎて成分の分析が難しいとの回答を得ました。体内に汚血が増えていくと病気の原因となります。また、たまる場所によっても疾患の種類が変わります。体内にある汚血、老廃物という異物を取り除けば、症状が改善されます。

NAT鍼療法は40年間、臨床で実証済みの治療法です。この治療法により、アトピーを含め、尋常性乾癬、湿疹などの皮膚疾患を根治できるようになりました。糖尿病、高血圧、動脈硬化などの生活習慣病や、認知症、循環器の病気、膠原病、がんなどにも効果がありますし、病気が生じる前に汚血を取ることで、予防にも役立ちます。今までの臨床例では、次のような効果が確認されています。

①脳卒中、脳出血の発生率を抑える。

②心臓病の発作率を抑える。
③がんの発生率を最小限に抑える。
④がんになった場合、転移を最小限に抑える。
⑤3高（高血圧、高脂血症、高血糖）が下がる。
⑥胃炎の発生率が下がる。
⑦アレルギー体質の発作も最小限に抑える。
⑧皮膚病の発生を予防し、治療できる。
⑨風邪の発生率も下がる。
⑩生活習慣病の発生率を最小限に抑える。

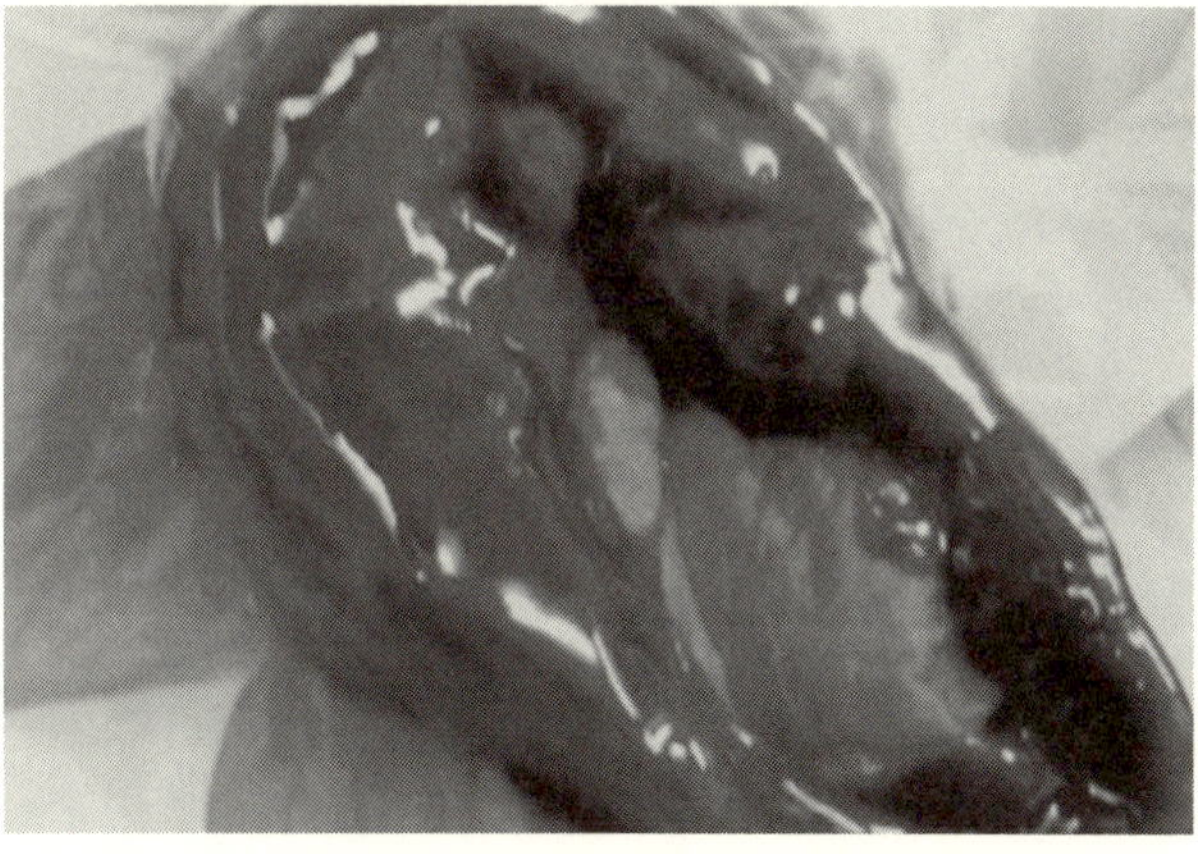
2012年6月27日　肝の部分から取った汚血。油と雑物、炎症が混在している。

⑪若々しい体を維持できる。

それ以外にも、頭痛、肩こり、腰痛、胃炎、潰瘍性大腸炎、坐骨神経痛、子宮内膜炎、更年期障害など、さまざまな疾患で効果が出ています。

幻の漢方薬・八仙宝を再現

「はじめに」にも書いたとおり、私は２０１３年7月に鼠径ヘルニアの手術で右腹部にポリプロピレンのメッシュを埋め込みました。その後、ポリプロピレンが溶け出し、その成分の中毒で、痛みとかゆみ、発疹、呼吸困難になり、多発性関節炎も再発してしまったのです。

次第に歩行も困難になり、血液の状態も悪くなりました。なんとか回復できないものかと、野生の朝鮮人参やベトナム人参なども取り寄せて試してみましたが、効き目はありません。

そこで２０１４年12月に、メッシュを取り除く手術をしました。そして、なんとかして体内にあるポリプロピレンを排出しようと、ＮＡＴ鍼療法を続けました。

吸引すると、白い泡状のものがたくさん出てきます。明らかに体内にあるべきではない異物です。吸引して4年が経ち、かなり少なくなりましたが、まだ残っています。

あきらめかけたときに、「八仙宝」に最後の望みをかけました。「八仙宝」は古い中国の書物に登場する処方ですが、材料の入手が困難なことから、ずっと作られてきませんでした。

秦の始皇帝がほしがっていた不老長寿の秘薬とも言われています。私はなんとかこの中国5000年の医薬文化が残した幻の薬を、自分の手で再現しようと、生薬8種類を集めることにしました。

漢方薬というと植物というイメージが強いようですが、先ほどご紹介したように、『神農本草経』には67種の動物由来の生薬が記載されています。「八仙宝」も、動物由来の生薬がベースになっています。

「八仙宝」に含まれているのは、熊胆《ユウタン》(熊の胆嚢《たんのう》)、牛黄《ゴオウ》(牛の胆石)、犀角《サイカク》、麝《ジャ》香《コウ》（ジャコウジカの雄の分泌腺）、伽羅油《キャラ》（沈香木《じんこうぼく》の樹脂）、虎骨《ココツ》、鹿茸《ロクジョウ》（鹿の角）、鼈甲《ベッコウ》（亀の甲羅）から作られます。

貴重な生薬ばかりですし、製法も難しく、実際に作ろうとする医師はほとんどいないようです。

試行錯誤を重ねて完成させた八仙宝の粉末を5週間飲むと、息切れ、呼吸困難がなくなりました。次第に歩けるようになり、蚊の鳴くような声だったのが、大きな声も出るようになりました。たった5週間の服用でこんなに回復するとは思っていませんでした。

1年間、飲み続けた結果、今はとても元気です。以前は爪が軟弱でしたが、20代と同じように硬くなってきました。毎日、10時間は熟睡できるようになり、今では2キロ歩くこともできます。五臓六腑の若返りを、自分の体で実感した次第です。

ちなみに「八仙宝」に含まれている生薬は、それぞれ次のような働きがあります。

熊胆……日本では「熊《くま》の胆《い》」として知られ、強心、健胃、解毒、胆汁分泌促進の効果があります。胆汁は肝臓から作られ、人間が生きるために必須の要素です。生きる原動力の基本と言ってもいいかもしれません。これがないと体が動かず、胆不全で昏睡状態になってしまいます。胆汁の働きは、早い人では50歳くらいから衰弱し始めます。

加齢により弱った体と汚血や老廃物の蓄積などが重なると、がんにとっては好都合な環境が整います。胆汁の働きが弱くなると、さらにがんは成長します。

牛黄……肝臓の働きを高め、血圧降下作用、解熱作用、鎮痛・鎮静作用、強心作用、利胆作用、鎮痙《ちんけい》作用、抗炎症作用、抗血管内凝固作用などがあります。

犀角……炎症をおさめるのに最高です。体力をつけます。

虎骨……体力を強めます。四肢の関節痛や衰弱、麻痺《まひ》にも効果があると言われています。

麝香……生命活動に必要なエネルギーである気血を全身に流す力が最もあります。同じような働きをする生薬に川芎《センキュウ》、当帰《トウキ》がありますが、これらより格段に力があると考えられ、血栓も取り、循環器系の病気や心臓病によいものです。また認知症にも効果があります。血圧を下げるので、高血圧の人にも向いています。

鹿茸……体力をつける生薬の王者。弱った心臓血管や心筋を若返らせる、腎機能や消化機能の改善、精力増強、腫物や傷の回復促進など、さまざまな薬効があります。

伽羅油……脳神経に働き、熟睡できます。また免疫力も高まります。体を温めて、腎気《じんき》を補い、喘息《ぜんそく》にも効果があります。

鼈甲……体力をつけるのに有効で、滋養強壮、造血、解熱、解毒の働きがあり、難治性の化膿症《かのうしょう》や潰瘍、慢性肝炎などにも効果があるとされています。

人は肝臓の調子がいいと、朝から晩まで元気はつらつです。また胆嚢と膵臓《すいぞう》は、肝臓の働きを助ける役目があります。肝臓がつまっていると、胆嚢にもポリープができ、胆砂や胆石が作られ、さらには膵臓の働きも妨げられます。そして、膵臓にも炎症が生じ、衰弱していきます。

この3役が悪くなると、付属している臓器である胃、大腸にも影響していき、先々胃がん、大腸がんになる可能性が大きくなります。このようにすべての臓器は、相互に影響し合っているのです。

なかでもすべての基本となるのが肝臓です。肝臓を助ける生薬として、一番効果があるのが、熊胆と牛黄です。漢方薬の「柴胡《サイコ》」は日本の漢方学界では肝臓の主薬となっていますが、熊胆や牛黄ほどの効果はありません。

「八仙宝」を飲むと、次のような効果が期待できます。

①五臓六腑が若返る。

②肝、胆、膵、胃、大腸、肺などの働きが若くなるため、がんの予防になる。
③寝る前に小さなスプーンに3杯飲むと、熟睡できる。熟睡することで体力が回復し、万病の予防になる。化学薬品の睡眠薬と違い、副作用がない。
④胃腸の調子がよくなり、6ヵ月飲むと慢性的な下痢・便秘も治る。
⑤6ヵ月間、飲み続ければ体力がつく。

「八仙宝」を再現し、自らが実験台となって感じたのは、中国の伝統医学の奥の深さでした。人間の知恵の集積とはなんとすごいものなのか、改めて実感した次第です。

おわりに

多くの人にとって、人生の最後まで健康で生きるのが、なによりの幸せです。健康であれば、高齢になっても人の世話にならなくてすみます。はつらつとした気分で毎日を過ごしていたら、自分が幸福なだけではなく、家族やまわりの人にも福をもたらすはずです。

社会的地位があり、権力を持っていても、あるいはどれほど裕福であっても、健康でなければ苦痛を伴い、行動範囲も狭くなってしまいます。すると気持ちも沈み、何をしても楽しめず、生きていくのがつらくなります。

自分がつらいだけではなく、まわりの人にも苦しみを与える結果になりかねません。また、体が衰弱すれば食事もままならなくなり、食べる喜びも失われてしまいます。おいしく食べられることは、この上ない喜びです。

世の中のことをよく考えて、心を豊かにし、自分ができることを一生懸命やることこそ、「生きる」ということではないでしょうか。少なくとも私は、そう考えて毎日を生きています。

すべての人間には、ある一定の寿命があります。命が尽きるまで、人のためになることを、できるだけたくさんしたほうがいいのです。そのためには健康が必要です。誰かの役に立っていられるのは、すばらしいことです。

健康になると人生が変わります。生きる希望がわいてきます。表情も輝き、意欲が増すのです。

より長く、健康に生きるために必要なことをお伝えしたく、この本に込めました。人間にはものすごい自然治癒力がそなわっています。それが正常に働くと、体は自ら治していきます。この持っている力をぞんぶんに使って、健康で自分らしく生きることこそ、幸せです。

よく言われますが、お金も宝石も、さまざまな財産は死後の世界に持って行けません。今を元気で明るく生きたいものです。笑っている時間が多いほうがいいのは誰でも同じです。

私自身が苦しんだからこそ、今、元気な人や初期の病の人に、役立ててほしいのです。意識と生き方が変われば、日常生活が変わります。より健康になっていただきたい。豊かな人生を送っていただきたい。そう願っています。

この本を読んでくださった一人ひとりが、自分自身で、その方法をつかんでいただきたいと思います。

蔡　篤俊

〈著者プロフィール〉
蔡 篤俊（さい・とくしゅん）

1945年、台湾生まれ。83年、千葉大学医学部卒業後、同大学病院産婦人科勤務。85年、荏原病院内科勤務。91年、順天堂大学医学部精神科で医学博士号を取得。93年、蔡内科皮膚科クリニックを東京都渋谷区初台に開業し、現在も院長をつとめる。

病気の原因は汚血にある
アトピー、乾癬、膠原病、がん、認知症……
たまった毒を体外に出す方法

2018年6月20日　第1刷発行
2022年6月20日　第8刷発行

著　者　蔡 篤俊
発行人　見城 徹
編集人　福島広司

GENTOSHA

発行所　株式会社 幻冬舎
〒151-0051　東京都渋谷区千駄ヶ谷4-9-7

電話　03（5411）6211（編集）
03（5411）6222（営業）
公式HP：https://www.gentosha.co.jp/
印刷・製本所　中央精版印刷株式会社

検印廃止

ISBN978-4-344-03310-8　C0095
幻冬舎ホームページアドレス　https://www.gentosha.co.jp/

この本に関するご意見・ご感想は、
下記アンケートフォームからお寄せください。
https://www.gentosha.co.jp/e/